BALLES DUM-DUM

BALLES EXPLOSIBLES

BALLES EXPLOSIBLES AUTRICHIENNES

1914-1916

PAR LE

Docteur ÉM. DUTERTRE-DELÉVIÉLEUSE

Médecin major de première classe de l'armée territoriale
Ex-médecin chef de l'hôpital militaire de Douai (2 août-1er novembre 1914)
(Actuellement médecin à l'hôpital Dominique Larrey, à Versailles)
Médecin en chef de l'hôpital civil de Boulogne-sur-Mer
Membre correspondant national de la Société de médecine de Paris.

A. MALOINE ET FILS, ÉDITEURS
27, RUE DE L'ÉCOLE-DE-MÉDECINE, 27
PARIS, juillet 1916

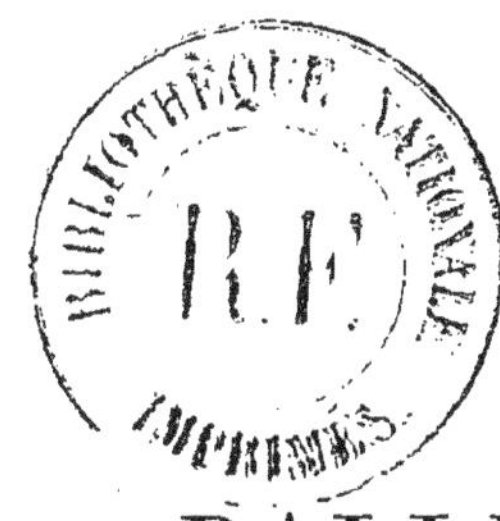

BALLES DUM-DUM

BALLES EXPLOSIBLES

BALLES EXPLOSIBLES AUTRICHIENNES

Publications du Docteur Émile DUTERTRE

(Médecine-Chirurgie)

De l'emploi du chloroforme dans les accouchements naturels. (Thèse.) Broch. 352 pages. Paris, 1882.

Des anesthésiques dans l'antiquité. Broch. 24 pages. Paris, 1886.

Des anesthésiques au moyen âge. Broch. 26 pages. Paris, 1886.

Tumeur de la vessie, taille hypogastrique. *Bull. Soc. méd.* Boulogne, 1886.

Érythème cubébo-copahivique. *Bull. Soc. méd.* Boulogne, 1886.

Ixodes ricinus. *Bull. Soc. méd.* Boulogne, 1886.

Arrêt du développement des os du crâne. *Bull. Soc. méd.* 1886.

De l'empoisonnement par les moules, ses causes. Broch. 65 pages. Boulogne, 1887.

Notes sur l'épidémie de rougeole gangréneuse de 1885-1886. *Bull. Soc. méd.* Boulogne, 1887.

Kyste hydatique suppuré du foie. *Bull. Soc. méd.* Boulogne, 1887.

Persistance de la grossesse après la mort du fœtus. *Bull. Soc. méd.* Boulogne, 1887.

Les microbes de la moule toxique. Broch. Boulogne, 1887.

La mer au point de vue thérapeutique. Broch. 93 pages. Boulogne, 1895.

Idem. (*Supplément.*) Broch. 34 pages, Ostende, 1897.

La durée du bain de mer. *Bull. Congrès thalassothérapie d'Ostende*, 1897.

Les bains de mer de Boulogne. Broch. in-4, 17 pages. 1899.

Le Docteur Gaston Houzel. *Notice nécrologique.* Broch. 11 pages. 1911.

Remèdes d'autrefois. Broch. 22 pages. 1911.

L'hôpital militaire ambulant de Marquise au 1er camp de Boulogne. Broch. 38 pages. 1911.

La Gangrène gazeuse et son traitement en Allemagne en 1914-1915. Broch. 64 pages. Paris, 1915.

Le Tétanos et son traitement en Allemagne. 1914-1915. Broch. 222 pages. Paris, 1915.

Ces deux dernières publications résument, la première, 25 travaux allemands ; la seconde, 125 travaux. C'est le travail de neuf mois de captivité.

BALLES DUM-DUM

BALLES EXPLOSIBLES

BALLES EXPLOSIBLES AUTRICHIENNES

1914-1916

PAR LE

Docteur ÉM. DUTERTRE-DELÉVIÉLEUSE

Médecin major de première classe de l'armée territoriale
Ex-médecin chef de l'hôpital militaire de Douai (2 août-1er novembre 1914)
(Actuellement médecin à l'hôpital Dominique Larrey, à Versailles)
Médecin en chef de l'hôpital civil de Boulogne-sur-Mer
Membre correspondant national de la Société de médecine de Paris.

A. MALOINE ET FILS, ÉDITEURS
27, RUE DE L'ÉCOLE-DE-MÉDECINE, 27
PARIS, juillet 1916

BALLES DUM-DUM

BALLES EXPLOSIBLES

BALLES EXPLOSIBLES AUTRICHIENNES

Lors de mon séjour, comme médecin chef, à l'hôpital militaire de Douai, les médecins allemands qui, pendant l'occupation allemande, visitèrent l'hôpital militaire et les officiers allemands, m'affirmèrent à plusieurs reprises que les Français et surtout les Anglais se servaient de balles dum-dum et de balles explosibles. Ils en avaient vu les blessures caractéristiques et ils certifièrent qu'ils avaient trouvé de ces balles sur des prisonniers. Mais jamais, pour répondre à ma demande, ils ne me montrèrent une de ces balles, ce qu'ils se seraient empressés de faire s'ils en avaient eu réellement. Eux, disaient-ils, qui n'étaient pas des barbares ne se servaient pas de ces balles, interdites par la convention de La Haye.

Un médecin allemand qui visitait la salle des blessés allemands, en voyant une de ces blessures terribles produites par des balles régulières, mais par des balles qui, dans certaines conditions, produisent des blessures à effet explosif, me dit : « *Das ist ein Dumdumgeschoss*. Cela est une balle dum-dum. » Je lui répondis : « *Nein, das ist ein Sprengwirkung von reguliert Geschoss*. Non, cela est l'action explosive de balle régulière. » Mais j'eus beau insister sur le mot *reguliert*, il conserva son opinion et moi la mienne.

Prisonnier à la citadelle de Mayence, puis au camp de Friedberg, les mêmes affirmations désobligeantes continuèrent. Le docteur Wolfheim, médecin à Bad Nauheim, qui assurait le service médical du camp de Friedberg, n'ayant pu me convaincre, eut la délicatesse de me donner une brochure du professeur von Bruns, *generalarzt* à la suite du corps de santé royal wurtembergeois, intitulée : *Die Dum-dumgeschosse und ihre Wirkung* (« Les balles dum-dum et leur action »). C'était un extrait de la première livraison de la *Beitrage zur klinischen Chirurgie* (« Essai sur la chirurgie clinique »), éditée à Tubingue. Cette brochure, avec trente-huit gravures, ne se trouvait pas dans le commerce ; elle était offerte par l'auteur. *Danke dafür* (merci pour le cadeau).

Les Allemands, en cherchant à nous convaincre de l'emploi, par nos soldats, de balles dum-dum et de balles explosibles, avaient évidemment pour but de nous prouver que nous n'observions pas les prescriptions de la convention de La Haye. Ils pensaient peut-être pouvoir ainsi s'excuser de leur violation de la neutralité belge et de la convention de Genève dont nous étions en ce moment les victimes, ou tout au moins atténuer la violation des conventions qu'ils avaient pourtant signées.

Il faut cependant ajouter que quelques-uns de ces médecins étaient peut-être de bonne foi. C'étaient des médecins spécialistes (tous spécialistes, en Allemagne : oculistes, oto-rhinologistes, etc.). C'étaient, en tous cas, des médecins profondément ignorants en chirurgie civile et militaire. Aucun n'avait seulement lu un ouvrage de chirurgie militaire, ni encore moins les rapports sur la guerre russo-japonaise, ou sur la guerre des Balkans. J'avais malheureusement laissé à Douai l'ouvrage si intéressant du médecin belge, le docteur Laurent, sur la guerre en Bulgarie et en Turquie. Il m'était impossible de leur montrer les gravures représentant les effets explosifs de balles régulières.

Les journaux quotidiens étaient d'ailleurs remplis d'articles sur les balles dum-dum, comme je pus m'en convaincre en lisant le *Francfurter zeitung* et les *Francfurter Nachrichten*, les deux seuls journaux allemands qu'il nous était possible de nous procurer à la citadelle de Mayence et au camp de Friedberg. La conclusion de ces articles était toujours : « Nous, les civilisés, les fils de la *deutsch kultur*, nous sommes obligés de nous battre contre des barbares qui emploient des balles dum-dum et qui enrôlent à leur solde des sauvages échappés des forêts de l'Afrique centrale, des demi-gorilles, comme ils disaient. »

Les journalistes quotidiens étaient, en vérité, capables d'écrire sur des questions qu'ils ignoraient. Ce n'était pas dans un but scientifique, mais dans un but politique, qu'ils écrivaient. Cette publicité de l'emploi des balles dum-dum par les Alliés avait pour les Allemands une grande importance au point de vue politique. Ils espéraient détacher des Alliés les sympathies des Neutres. Calomniez, calomniez, il en restera toujours quelque chose. Cette campagne de mensonges, très ardente à la fin de 1914 et au début de 1915, vit ensuite son intensité décroître devant l'opposition de quelques chirurgiens allemands; mais quoique atténuée elle n'en persiste pas moins encore.. — *Errare teutonicum est sed perseverare diabolicum.*

Que dire des journaux de médecine de Berlin, de Munich, de Vienne, où des médecins, des chirurgiens des quatre-vingt-treize sommités intellectuelles de la grande Allemagne, de l'Allemagne au-dessus de tout, menaient la même campagne sur les balles dum-dum. Cela faisait bien aux yeux à lunettes de ce bon public allemand, dont j'ai pu bien des fois, avant et pendant la guerre, admirer l'indécrottable crédulité, et aussi aux yeux des Neutres, qui s'inclinaient devant la haute kultur allemande. Pourtant beaucoup de ces articles, comme nous le verrons, s'ils ne prouvaient pas la mauvaise foi de leur auteur prouvaient au moins son ignorance crasse. Beaucoup de ces médecins allemands qui écrivaient des articles aussi étincelants que mordants sur les balles dum-dum et sur les balles explosibles ignoraient totalement en quoi consistaient ces balles. Ils avaient oublié d'éclairer leur lanterne.

Cette petite brochure montrera l'évidence de ce que je viens d'avancer et prouvera une fois de plus, si possible, la mauvaise foi allemande.

Le professeur Madelung a écrit à propos de la question des balles dum-dum : « L'emploi régulier de ces balles sera évidemment contesté par les Français et les Anglais. Au début de chaque guerre, il y a un *Dumdummythus,* un mythe, qui est propagé facilement par des gens qui ne comprennent rien aux choses de la guerre. Le Kaiser allemand, dans sa lettre au président Wilson, a écrit des choses qui prouvent sa bonne foi en même temps qu'une singulière ignorance de l'action brutale et destructive que pouvaient exercer les balles employées dans sa propre armée. »

Le docteur Kirschner, de Kœnigsberg, ajoute : « Dans toutes les guerres modernes, régulièrement on fait courir le bruit que l'ennemi se sert de balles dum-dum, malgré la défense de la convention de La Haye. Pour croire à une telle accusation, il faut exiger que, dans chaque cas, la preuve de l'emploi de ces balles infâmes soit étalée d'une façon indiscutable. Mais il est impossible aujourd'hui de douter de cet emploi, parce que le gouvernement allemand a communiqué officiellement que l'on avait trouvé en Belgique des machines spéciales destinées à la fabrication de ces projectiles ; on avait vu sur la crosse de fusils ennemis un petit appareil préparé pour cela. Enfin on avait trouvé sur des prisonniers ou sur des morts des balles dum-dum toutes prêtes. » Que de fois ai-je entendu chanter ce leitmotiv : « Le grand État-major l'a dit et le grand État-major ne ment jamais. » *Heilige deutsch Leichtglaubigkeit*; sainte Crédulité allemande, priez pour nous autres, pauvres incrédules.

Kirschner avoue tout de même qu'il existe des médecins non familiarisés avec les blessures de guerre et qui, en présence d'une blessure de dimensions extraordinaires à parois déchiquetées, repoussent immédiatement l'idée que ces blessures ont pu être faites par des balles régulières de l'infanterie pour croire à la nécessité de balles dum-dum.

Qu'est-ce donc qu'une balle dum-dum. — *Freilich herrscht das uber Unklarheit was ein Dumdumgeschoss ist.* L'obscurité règne évidemment sur cette question, a répondu la *Gazette médicale de Munich* (46-1914). Cette question est encore en suspens. Rien de précis sur ce sujet. La balle dum-dum peut être fabriquée avec une balle à chemise métallique et à noyau de plomb, c'est-à-dire avec les balles (*Stahlmantelgeschoss*) allemande, suisse et anglaise. Il suffit pour cela d'enlever d'une façon quelconque la pointe de ces balles.

La balle dum-dum est une balle qui doit son nom à la fabrique Dum-Dum, près de Calcutta. Cette fabrique a fourni aux Anglais une balle spéciale, que l'on fit pour la guerre contre les tribus guerrières du nord de l'Inde, surtout pour la campagne du Tschitral. (V. gravure, n° 1.)

Cette balle se composait d'une chemise cylindrique en nickel, renfermant un noyau en plomb; l'extrémité supérieure du noyau de plomb dépassait la chemise et se terminait par une surface ronde exclusivement en plomb. Lorsque cette balle était tirée, le noyau de plomb n'ayant pas la même gravité était poussé en avant et déterminait des déchirures de la chemise. De plus, l'extrémité molle en plomb, en rencontrant un obstacle, par exemple une surface osseuse, s'aplatissait, et la balle prenait l'aspect d'un champignon. Cette surface plus ou moins plane causait des blessures très graves que venaient souvent compliquer encore les déchirures de la chemise et la dispersion des fragments de plomb arrachés au sommet de la balle. (Voir le rapport des chirurgiens anglais Davis et Hamilton, dans le *British Medical Journal*, fin de 1897.)

Les Allemands appelaient ces balles, des balles à nez mou, la pointe étant plus molle que le reste de la balle protégé par une chemise ou *Bleispitzengeschoss*, balles à pointes de plomb, ou *Teilmantelgeschoss*, balles à chemise partielle — les Allemands disent manteau au lieu de chemise.

Dans la campagne du Soudan, les Anglais ne se servirent plus de la balle dum-dum. Ils employèrent les balles à sommet creux (*Hohlspitzengeschoss* des Allemands). Cette balle, que l'on fabriquait par un emboutissage, bien que moins facilement déformable que la balle dum-dum primitive, se déformait plus aisément que la balle à chemise entière (*Vollmantelgeschoss* des Allemands). Elle faisait des blessures bien plus graves que ces dernières, surtout dans les tirs à courte distance. Elle avait une puissante action explosive sur les organes creux, cœur, estomac, intestin, vessie, etc. Les mahdistes en subirent les terribles effets à Omdurman.

Dans la guerre sud-africaine, guerre des Boers (1899-1900), von Bruns accuse les Anglais de s'être encore servis de ces balles à chemises partielles et de *Jeffrey's sporting bullets*, balles qui n'ont point de pointes et dont la chemise est coupée sur le côté. Les Boers tiraient des balles Mauser à chemise complète, mais exceptionnellement ils transformèrent les balles Mauser en balles dum-dum en limant ou coupant la pointe ou en incisant le sommet crucialement (*Kuttner, Hildebrandt*).

Les balles dum-dum étaient aussi employées dans la chasse contre les grands fauves, lions, tigres, éléphants, etc.

Von Bruns met en contraste le petit calibre des fusils anglais que les autorités anglaises vantaient comme plus humain et l'emploi des balles dum-dum. En 1898, ajoute-t-il, le gouvernement anglais, au congrès de chirurgie de Berlin, aurait tenté de justifier l'emploi de ces projectiles inhumains.

Le 29 juillet 1899, les puissances représentées à La Haye s'engagèrent, malgré l'opposition de l'Angleterre et des États-Unis, à ne plus employer de balles dum-dum. « Les puissances contractantes se soumettent de part et d'autre à l'interdiction d'employer des balles, qui se dilatent ou s'aplatissent dans le corps humain, comme le font les balles dont le noyau n'est pas entièrement enveloppé par la chemise ou dont cette chemise est entaillée. »

Von Bruns, en se basant sur cette convention de La Haye, donne le nom de balles dum-dum à toutes les balles de fusil dont la construction augmente la puissance vulnérante.

Pour Kirschner, il existe trois types de balles d'infanterie :

1° La *Vollgeschoss* (balle entière), d'un seul métal, type balle française ;

2° La *Mantelgeschoss* (balle à chemise), appelée à tort *Vollmantelgeschoss* (balle à chemise entière), puisque la base n'est pas recouverte de chemise. Type balle allemande, suisse, russe, etc. ;

3° La *Dumdumgeschoss*, dont la chemise laisse la pointe libre. Cette pointe peut être lisse, creusée en cratère ou incisée en croix. Il divise à son tour la balle dum-dum en quatre variétés :

1° La chemise ne va pas jusqu'au bout de la balle, dum-dum type ;

2° La chemise d'acier et le noyau de plomb sont à leur extrémité antérieure coupés à la même hauteur. On voit ainsi la section transversale de la chemise et du noyau de plomb ;

3° La balle, à son extrémité antérieure, est creusée en forme de cratère, ou de cylindre ;

4° La chemise peut porter des incisions simples, ou en forme de croix, facilitant la déchirure, ou être percée de plusieurs trous. Il semblerait que la question ainsi présentée fût claire, et l'on sait maintenant ce que l'on appelle une balle dum-dum, mais les Allemands ont confondu, volontairement ou non, ces balles dum-dum avec les balles explosibles et les balles régulières à effet explosif. Aussi déclarent-ils que la question toute entière des balles dum-dum devra être après la guerre entièrement tranchée par une réunion d'experts compétents, techniciens et chirurgiens.

Lésions produites par les balles dum-dum. — Quelles sont les lésions que les balles dum-dum produisent sur le corps humain, ou bien en quoi leur action vulnérante diffère-t-elle de l'action vulnérante des balles régulières ?

Cette question est également difficile à résoudre, car beaucoup de médecins allemands ont confondu l'action propre des balles dum-dum avec l'action explosive des balles régulières et même des vraies balles explosibles. Pour eux, les balles régulières qui ont déterminé des effets explosifs ne sont que des balles dum-dum.

Dans une de ces réunions de médecins militaires allemands, appelées soirées médicales, tenue à Lille le 2 décembre 1914, Thole a fait une communication sur l'action de la balle d'infanterie avec des considérations spéciales sur les blessures par balles dum-dum.

Dans des tirs d'expérience qu'il a fait sur des corps morts (blocs de bois) et sur des bœufs et des chevaux vivants, il reconnaît avoir tiré plus de cent balles.

Sur les buts inanimés, la balle dum-dum fait une cavité en forme d'entonnoir ou bien un trajet (*steck-schuss*) qui est coloré en gris par du plomb disséminé, provenant du noyau de plomb devenu libre et faisant saillie en avant.

Dans les plaies du crâne, les balles dum-dum font un trajet avec un petit orifice d'entrée et un grand orifice de sortie. La base du crâne reste intacte, mais le crâne et le cerveau sont entièrement détruits. Dans les blessures des diaphyses et des épiphyses, les os sont comme pulvérisés. Le diaphragme, l'œsophage, le cœur, les vaisseaux sont fortement déchirés, de même que les organes à texture spongieuse (foie et rein) et les organes creux. Chez ces derniers organes, le contenu de l'organe disparaît.

Tholo reconnaît que l'on a beaucoup exagéré en Allemagne le nombre de blessures par balles dum-dum. *Man hat die Zahl des Dumdumverletzungen bei uns uberschatzt.*

Kronig, d'après son expérience, croit aussi que l'on a beaucoup exagéré cette fréquence des blessures par balles dum-dum. Sur 800 cas de blessures perforantes, il a fait 300 fois des radiographies et dans ces 300 radiographies, il a rarement trouvé des fragments de la chemise de la balle. Menzer, dans 300 autres radiographies, n'a vu aucune trace de balles dum-dum.

Kirschner a fait des expériences et des études sur l'action des balles dum-dum, mais les résultats qu'il a obtenus sont contredits par les travaux du professeur Perthes.

Perthes a fait une série de tirs expérimentaux avec une carabine et des balles d'infanterie allemande, transformées pour la circonstance en balles dum-dum par la suppression de leur extrémité antérieure.

Trois fois, à 20 mètres, 100 mètres et 160 mètres, Perthes a réussi à faire dans le haut de la cuisse des chevaux une blessure des parties molles seules sans toucher les os. Dans chacun de ces trois cas, derrière un orifice d'entrée correspondant au calibre de la balle, il a constaté une grande cavité produite par la destruction de tous les tissus sur le trajet de la balle.

Dans les coups tirés à 20 mètres, cette cavité permettait l'introduction du poing; dans les coups tirés à 100 mètres, on pouvait dans la cavité introduire un œuf d'oie; à 160 mètres, le trajet était généralement de la largeur de deux doigts.

Dans les coups à 20 mètres, l'orifice de sortie offrait une déchirure irrégulière de 8 centimètres de long sur 5 de large. Dans les coups tirés à 100 mètres et à 160 mètres, cet orifice affectait l'aspect d'une fente un peu plus grande que l'orifice d'entrée.

Dans les trois cas, on trouvait dans la cavité entre les orifices d'entrée et de sortie des fragments de plomb plus ou moins nombreux, de grandeur variant entre la pointe d'une aiguille et une lentille. Dans le tir à 100 mètres, on y rencontrait quelques fragments de la chemise de la balle.

Dans le tir à 160 mètres, Perthes a trouvé dans la planche qui se trouvait derrière le cheval, la chemise profondément déchirée, mais ne formant encore qu'un seul morceau, elle ne renfermait plus de plomb.

Von Bruns a fait également des expériences sur des animaux vivants en se servant du fusil Lee-Melford. Il a constaté aussi de longues déchirures parallèles de la peau à l'orifice d'entrée et un orifice de sortie large de 6 à 15 centimètres sur une longueur de 8 à 20 centimètres.

Kirschner avait prétendu que si la balle dum-dum frappait seulement les parties molles, elle agissait absolument comme une balle régulière d'infanterie. Son action spéciale, destructive ne se manifestait que si elle frappait sur un os.

Perthes affirmait le contraire. Les recherches prouvaient, d'une façon irréfutable que, non seulement les os, mais encore les parties molles offraient une résistance suffisante pour que l'action destructive de la balle à chemise sectionnée puisse se produire et laisser en liberté dans la plaie des particules de plomb. Elles prouvaient aussi comme dans les tirs sur les os, que l'action des balles dum-dum diminuait vite avec la distance et qu'à 160 mètres, au lieu d'une cavité irrégulière, la balle ne faisait plus qu'un séton dans lequel on passait à peine deux doigts. Kirschner n'était pas de cet avis, parce que dans le tir des grands fauves, aux Indes, il avait observé deux petits orifices d'entrée et de sortie.

La connaissance de cette action des balles dum-dum a une grande importance pour pouvoir démontrer l'emploi de ces balles.

Kirschner a formulé la proposition suivante : La preuve unique, mais évidente, qu'une blessure est le résultat d'une balle dum-dum consiste dans le fait de retrouver dans la blessure un projectile assez peu déformé pour permettre de reconnaître si l'extrémité antérieure de la chemise a été intentionnellement sectionnée avant le tir de la cartouche.

Perthes est d'un avis diamétralement opposé. Pour lui, on peut trouver dans une plaie une balle ayant l'aspect d'une balle dum-dum non tirée, sans pour cela constater une action spéciale. On sait que cette action des balles dum-dum consiste avant tout dans le fait que, par suite de la destruction de la chemise, le noyau de plomb se divise en d'innombrables fragments. On peut aussi trouver dans une plaie une balle dum-dum intacte si elle a été tirée à grande distance et si, par ce fait, elle a perdu sa puissance dum-dum. L'on sait qu'on ne peut compter sur cette action que si l'on tire à courte distance.

La preuve de l'emploi d'une balle dum-dum n'est pas dans la forme d'une balle conservée *in toto*. Elle réside dans la présence dans les tissus de nombreux petits fragments de plomb que les rayons X permettent d'y apercevoir.

Quand il s'agit de balle française, la présence dans les tissus de ces fragments de plomb est une preuve irréfutable de l'emploi de balle dum-dum, car la balle française étant en cuivre, cette présence de fragments de plomb prouve que l'on s'est servi d'une autre balle que de la balle régulière.

Chez les Alliés qui se servent de balles à chemise, que faut-il constater pour pouvoir trancher la question? Sur les os durs, la chemise de la balle peut se fragmenter et le noyau de plomb se diviser en plusieurs fragments, mais jamais ces fragments ne seront aussi petits ni aussi nombreux que dans les cas de l'emploi de balle dum-dum.

Perthes, comme conclusion de son travail, dit : « Si dans les parois de la cavité d'une grande blessure on trouve incrustées de nombreuses particules de plomb grosses au maximum comme un grain de millet, on peut être certain que l'on a sous les yeux une blessure causée par une balle dum-dum. Quand le tir a eu lieu à une assez grande distance, ces particules de plomb peuvent manquer; la question devient alors difficile à résoudre, mais il ne faut pas pour cela nier d'emblée l'emploi d'une balle dum-dum. »

Les preuves de l'emploi de balles dum-dum sont variables, suivant les hautes intelligences qui ont écrit sur ce sujet.

Tholle indique les signes suivants comme nécessaires pour le diagnostic des blessures par balle dum-dum : L'orifice d'entrée ne donne pas d'indication spéciale, mais l'orifice de sortie est très différent lorsqu'il a été causé par une balle dum-dum. Lorsque cette balle n'a atteint que des parties molles, l'orifice de sortie est caractéristique. Au niveau de cet orifice, ou autour d'une ouverture principale, il existe de nombreuses petites plaies. Les lambeaux de la peau à cet orifice de sortie ont une couleur grise due au plomb. La chemise séparée de la pointe de la balle se trouve dans le voisinage de l'orifice de sortie, elle ressemble souvent à une araignée. Aux rayons X on constate une semaille de petits morceaux de plomb ou de débris de chemise. Sans radioscopie, le diagnostic est plus difficile.

Comme signes pouvant servir à ce diagnostic, von Bruns dit : « Tous les chirurgiens qui ont soigné des blessés de la guerre actuelle, ont rencontré de ces blessures par balles dum-dum. Ces blessures sont tellement graves et tellement variées que malgré notre connaissance des armes à feu nous avons de la peine parfois à en certifier l'origine. C'est ainsi que dans quelques observations de blessures par balles dum-dum, la preuve de l'emploi de ces balles n'a pu être apportée.

Pour Kirschner, 1° la seule preuve de l'emploi de balles dum-dum, c'est de trouver le projectile.

2° Les balles régulières d'infanterie peuvent produire des orifices d'entrée et de sortie énormes, lorsqu'elles frappent de flanc avec ou sans ricochet.

3° La présence d'une chemise de balle déformée ou

l'expulsion du noyau de plomb hors de la chemise n'est pas une preuve d'emploi de balle dum-dum.

Kirschner parle de la possibilité de plaies semblables aux plaies par dum-dum, produites par des balles régulières. Thole dit qu'avec les balles dum-dum l'orifice de sortie peut manquer comme dans les blessures produites par des balles frappant de flanc ; mais quand cet orifice existe il est plus rond, plus déchiqueté au lieu d'être un peu allongé comme dans le cas de balles frappant de flanc.

Von Bruns revient dans sa brochure sur le diagnostic des blessures par balles dum-dum. Peut-on, dit-il, d'après l'aspect d'une plaie reconnaître si cette plaie provient de l'action d'une balle dum-dum? Cela est difficile, car si les balles à chemise entière font généralement des plaies perforantes comme une piqûre d'aiguille, il arrive aussi parfois que ces balles frappent après avoir ricoché, accident fréquent dans les tranchées, ou frappent de flanc.

Dans les blessures par balles dum-dum, l'orifice de sortie est caractéristique. Cet orifice est toujours très grand. Dans les plaies des parties molles seules, il atteint 3 à 10 centimètres. Lorsque les os ont été touchés, on peut se trouver en présence d'une déchirure béante avec des bords minces, déchirure pouvant aller jusqu'à 20 centimètres. Autour de cet orifice, on constate de plus des déchirures longitudinales au nombre de deux à six. Quelquefois, enfin, s'y ajoutent des déchirures transversales, d'où de grandes pertes de substance de la peau. Von Bruns a observé ces éclatements parallèles de la peau en utilisant des balles à pointes de plomb (*Bleispitzer*) et des balles à sommet creux. Ces lésions se montrent dans les tirs allant jusqu'à la distance de 600 mètres.

Dans les combats à courte distance, dans les tranchées, on rencontre des orifices de sortie depuis 8 jusqu'à 14-16 centimètres de dimension, mais au delà de 600 mètres, on n'observe plus ces grandes plaies. Il faut bien se garder de considérer ces grandes plaies comme résultant de balles dum-dum. *Man hute sich sie fur Dumdumverletzungen zu halten.* On a constaté sur le front que les coups de fusils tirés à courte distance étaient terribles, les orifices de sortie de ces balles ressemblaient aux blessures par projectiles d'artillerie. Les orifices d'entrée de grandes dimensions, irréguliers, arrondis, proviennent souvent de balles ayant ricoché ; les plaies transversales résultent de balles frappant de flanc ou d'éclats d'obus.

La conclusion est : *Dass man mit der Diagnose Dumdumverletzung sehr vorsichtig sein muss.* Il faut être très prudent dans le diagnostic des blessures par balles dum-dum. Ce que beaucoup de médecins allemands ont négligé par ignorance ou par mauvaise foi.

Action explosive de balles régulières. — Dans le travail de von Bruns, nous voyons ainsi une certaine tendance à ne pas considerer toujours les vastes plaies et les grands délabrements comme résultant de l'emploi des balles dum-dum. La possibilité de la production de ces blessures, par balles frappant de flanc, par balles ayant ricoché s'y fait sentir. Mais von Bruns n'insiste pas sur l'action explosive des balles régulières. Les Allemands désignent ces lésions comme résultant des *Explosivdumdumgeschoss*, c'est-à-dire comme produites par des balles dum-dum explosibles et non comme produites par l'action explosive de balles régulières, action développée sous l'influence de conditions particulières.

Le docteur Laurent, dans son intéressant livre sur la guerre de Bulgarie et de Turquie, après avoir vu à Mustapha-Pacha certaines graves blessures paraissant provenir de balles explosibles, a démontré qu'il ne s'agissait dans ces cas que de l'effet explosif des balles ordinaires.

Le docteur Fischer, de Darmstadt, a reconnu que, lorsque l'on se trouve en présence d'une blessure comportant une vaste destruction de tissus, avec un orifice de sortie considérablement plus grand que celui d'entrée, la première idée qui se présente à l'esprit, c'est que toutes ces lésions ont été produites par une action explosive de balles analogues aux balles dum-dum. Mais les journaux de médecine et les études des plaies de guerre faites par les sociétés médicales ont prouvé que, dans la plupart de ces cas, ces blessures ne résultaient pas de l'emploi de balles dum-dum.

L'on sait maintenant qu'une balle qui frappe de

flanc (*querschlager*) peut entraîner d'énormes destructions des tissus. En pénétrant dans les tissus pointe en avant, mais en tournant ensuite de flanc, cette balle détermine des blessures analogues à celles des éclats d'obus. Le facteur le plus important de ces grands délabrements, c'est le tir à courte distance (*Nahschuss*). Il est certain, en effet, que la balle tirée à courte distance peut, sans frapper de flanc, faire un petit orifice d'entrée et un énorme orifice de sortie. On ne peut pas par suite de l'aspect seul d'une blessure conclure à l'emploi d'une balle dum-dum ou d'une balle explosible.

Dans les coups de feu tirés à courte distance, la balle possède toute sa vitesse et toute sa force de pénétration; elle reste intacte. Au contraire si la chemise se sépare du noyau, si ce noyau lui-même fracture des os et traverse ensuite entièrement les parties molles, il est probable que le coup a été tiré à plus grande distance. Mais cette question n'est pas encore résolue complètement, car il reste toujours la possibilité des ricochets et des défauts dans la construction de la chemise.

Volbrecht et Wieting-Pacha, dans la guerre des Balkans, ont constaté que la chemise au contact des os se brisait en fragments très fréquemment. Dans les lésions des diaphyses, il n'est pas rare de trouver une déformation, un aplatissement de la pointe de la balle, une courbure qui lui donne la forme d'une virgule et même un aplatissement total de la balle. Mais l'arrachement complet de la chemise et l'éclatement du noyau sont moins connus. Cet accident peut résulter d'une mauvaise soudure entre la chemise et le noyau ou d'un ramollissement du noyau par la chaleur.

Le capitaine du 1er génie Jarleton, avec qui je causais de ce fait, m'a dit qu'il avait observé souvent des balles de mitrailleuses allemandes dont le noyau était comme fondu. En secouant ces balles on entendait le choc du noyau contre la paroi de la chemise.

Dans les champs de tir, dit Fischer, on trouve souvent des balles dont le manteau a éte arraché. Il faudrait rechercher si le même fait s'observe aussi souvent en campagne.

La force de pénétration et de destruction des balles s'exerçant sur des os est d'autant plus grande que le tir est plus proche ($I = 1/2\ mv^2$). Jusqu'à 400 mètres la balle peut provoquer l'éclatement d'un os.

Les tirs à bout portant se reconnaissent par la coloration que les grains de poudre donnent à la peau. Mais déjà à 25 centimètres cette coloration est bien peu marquée. Il faut aussi bien examiner cette coloration d'un noir mat qui ressemble à des grains de suie, où à de la poussière de charbon et ne pas prendre pour elle la poussière des routes. Lorsque la vitesse dépasse 200 mètres, une portion du sommet du noyau de plomb est comme pulvérisée, réduite en vapeur. Cette vapeur se dépose dans les tissus autour des orifices sous forme d'un dépôt noirâtre, qui, examiné au microscope, est constitué par de la poussière très fine de plomb.

Le docteur Laurent constate que de o à 3oo-4oo et même 5oo mètres, suivant les projectiles, on peut observer les blessures les plus sévères. Il divise, par suite, le trajet d'une balle en quatre zones : 1° explosive; 2° perforante; 3° vulnérante; 4° contusionnante, suivant la distance.

A courte distance, il est certain que l'on peut observer des phénomènes explosifs tels que l'éclatement de la boîte cranienne.

Qu'est-ce qui produit cette action explosive des balles régulières ? — D'après le docteur Laurent, on aurait attribué cette action explosive à la pression hydrodynamique et à la communication de la vitesse aux molécules des organes lésés et particulièrement des tissus incompressibles. On a proposé pour expliquer ce fait plusieurs théories :

1° Projection centrifuge de particules métalliques en fusion. Mais la température de la balle ne dépasse pas 8o°, et la fusion du plomb exige 344°;

2° Pénétration de la proue d'air, du projectile-air de Melsens. Cela ne peut se faire qu'à bout portant;

3° Impulsion déterminée par la force centrifuge de la balle;

4° Augmentation brusque de la force hydraulique ;

5° Action hydrodynamique.

Quelle que soit la théorie que l'on adopte, l'on comprend que cette action quasi explosive des balles à chemise incomplète se manifeste lorsque la chemise de la balle au contact d'un plan résistant subit un arrêt. En vertu de sa force de projection plus grande, le noyau de plomb est projeté hors de la chemise au niveau de la pointe libre. La chemise en même temps se déchire, projetée elle-même en un très grand nombre de fragments, elle devient une cause nouvelle de lésions étendues. L'on comprend maintenant très facilement que non seulement les os, mais encore les parties molles offrent une résistance suffisante pour permettre le ralentissement de la vitesse de la chemise vis-à-vis du noyau qu'elle renferme, d'où leur disjonction et la projection en avant du noyau.

Les auteurs qui ont parlé de l'action des balles sur les parties molles n'ont pas à mon avis insisté suffisamment sur le rôle que joue dans ce cas la contraction musculaire.

Liebert, d'Ulm, il est vrai, a bien fait remarquer que l'action des balles frappant de flanc dépendait de la section vulnérante de la balle et de sa vitesse. Il a rencontré souvent, dit-il, des blessures avec des bords nets en même temps qu'avec un éclatement des aponévroses et de la peau. En substance il faut tenir compte de l'état de contraction des muscles (*Kontraktionszustand*). C'est pourquoi l'on voit souvent au mollet des plaies par éclatement. Mais Liebert ne semble admettre cet éclatement que pour les balles frappant nettement de flanc.

Thole, dans ses expériences, a noté aussi l'éclatement des aponévroses. Quelques auteurs ont voulu faire jouer dans l'action explosive des balles un rôle important à la manière dont frappe la balle. Ces phénomènes explosifs se produiraient surtout, comme le dit Liebert, quand la balle frappe de flanc.

Kirschner a dit que lorsque la balle frappe de flanc elle occasionne des blessures plus graves. Romeis a vu aussi une balle causer une plaie longue de 50 centimètres sur plusieurs centimètres de large. Inutile d'ajouter que ces grandes plaies sont souvent infectées. La balle, en frappant de flanc, peut, par sa force explosive, produire l'éclatement des os qu'elle rencontre dans son trajet et par suite l'éclatement de la peau sous-jacente.

On a voulu aussi faire jouer un rôle au ricochet qui modifie souvent le chemin de la balle et la pousse souvent à frapper alors de flanc. En même temps, le ricochet modifie fréquemment la forme de la balle et peut transformer une balle régulière en une sorte de balle dum-dum.

Kirscher, à propos de la balle française, a dit que si cette balle, dans sa trajectoire, frappait un corps dur (arbuste, tige de blé, etc.), ou, dans le corps humain, un tendon, le bord dur d'un os, elle pouvait se renverser. Ce renversement de la balle est très fréquent, et après un ricochet la balle frappe presque toujours de flanc (*querschlager*). La balle française étant beaucoup plus longue que la balle allemande et sa pointe étant plus grêle, cette balle se renverse plus facilement que la balle allemande et détermine alors des orifices d'entrée et de sortie plus larges.

D'ailleurs la balle française peut se déformer par un ricochet sur une pierre, un morceau de terre gelée, un morceau de métal, des pièces de monnaie, mais, par suite de sa constitution monométallique massive elle ne peut pas occasionner la destruction des tissus vivants par l'explosion d'un noyau métallique.

Quant à nous, notre avis est que l'action explosive des balles résulte de deux conditions essentielles :

1° Le tir à courte distance;

2° L'état de contraction des muscles et de tension des aponévroses et des tendons résultant de cette contraction.

La balle qui ricoche, se déforme ou frappe de flanc, n'a qu'une importance tout à fait secondaire.

Les blessés allemands que j'ai vus porteurs de ces énormes plaies, à propos desquelles les Allemands me reprochaient l'emploi des balles dum-dum, avaient été frappés à courte distance en allant à l'assaut : L'un d'eux, un jeune homme de dix-huit ans, de Potsdam, *Offizier-stellvertreter* (aspirant), avait reçu une balle au-devant de la cuisse droite. En avant, orifice d'entrée de la grandeur d'une pièce de 20 centimes. En arrière, destruction des muscles et des aponévroses des muscles postérieurs de la cuisse sur une surface de 20 centimètres sur 10 ou 12 centimètres de large. Un autre blessé présentait presque au même endroit une plaie aussi grande, anfractueuse, au fond de laquelle on voyait un segment du fémur. Dans ces deux cas, les os étaient intacts. Le médecin allemand qui vit ce dernier cas me demanda si je jugeais l'amputation de la cuisse nécessaire; je déconseillai l'amputation énergiquement, et, quelque temps après, ce blessé fut évacué en Allemagne dans un état satisfaisant.

L'un des premiers blessés qui furent amenés à l'hôpital militaire de Douai fut un nommé La..., dragon. Ayant appris que plusieurs Allemands se trouvaient dans une maison voisine, il partit avec trois camarades immédiatement. Mais les Allemands les ayant aperçus s'embusquèrent derrière une haie qui précédait la maison et tirèrent sur eux à bout portant au moment de leur passage. La... reçut une balle dans la main gauche. Lorsqu'on l'amena à l'hôpital, il n'y avait plus de trace de main; à son poignet pendaient quelques bouts de tendon et de ligaments. Je pratiquai l'amputation au tiers inférieur de l'avant-bras, et La... guérit parfaitement.

Une autre preuve de l'importance du rôle que joue la contraction musculaire peut être fournie par certaines plaies abdominales. Pendant ma captivité à Friedberg (en violation de la convention de Genève), je fus consulté par un excellent camarade, le lieutenant indigène A. Bel... Ce lieutenant avait reçu presque simultanément trois balles, une qui lui avait enlevé un doigt, la deuxième qui l'avait atteint à la cuisse et la troisième qui l'avait frappé dans la région lombaire.

Cette balle avait traversé l'abdomen et fait éclater les muscles grands droits et la paroi antérieure de l'abdomen. Après avoir été quelque temps dans un état grave, ce lieutenant avait guéri avec une énorme éventration occasionnée par la disparition des plans musculaires et aponévrotiques de la paroi antérieure. Il y avait eu là un effet explosif sur cette paroi. Mais la balle avant d'atteindre cette paroi contractée avait traversé l'abdomen et n'y avait produit qu'un seton. Si elle avait agi sur l'intestin comme sur la paroi la mort n'aurait pas été longue.

J'ai vu encore ces jours-ci, lors de l'examen des blessés proposés pour la pension ou la gratification, un blessé qui avait eu dans les mêmes conditions une éventration de la paroi antérieure du ventre moins considérable que celle du lieutenant indigène.

C'est peut-être par ce mécanisme que l'on peut expliquer le peu de gravité des blessures du ventre et du bassin qu'Exner a observé dans la guerre des Balkans : 2,3 blessures de l'abdomen sur 100 blessés avec 50 p. 100 de ces cas sans symptôme de perforation intestinale.

Donc, l'action explosive résulte d'un tir à courte distance, soit sur une surface osseuse dure, soit sur un plan musculaire ou aponévrotique rigide.

En résumé, il est impossible de distinguer les blessures faites par les balles dum-dum des blessures faites par les balles régulières d'infanterie à action explosive, c'est-à-dire tirées à courte distance.

Les Allemands regardent toutes ces blessures à

grand délabrement comme résultant de l'action des balles dum-dum, ce qui est faux.

Von Bruns, en terminant son travail sur les balles dum-dum, avoue qu'il est très difficile de les distinguer des blessures à tir rapproché avec les balles à chemise entière (*Vollmantelgeschoss*) et il conseille d'être très prudent dans ce diagnostic des blessures par balles dum-dum.

Ses compatriotes ont eu beau massacrer d'une façon barbare un tas de malheureux chevaux, ils n'ont pas trouvé la solution de ce problème insoluble.

Perthes et quelques autres médecins allemands ont donné comme preuve de l'emploi des balles dum-dum le fait de trouver incrustées dans les parois d'une blessure de nombreuses particules de plomb grosses au maximum comme un grain de millet.

Si cette preuve avait quelque valeur, je pourrai, preuve en main, accuser et convaincre les Allemands de l'emploi de balles dum-dum. Il m'arrive, en effet, lors de l'examen des hommes proposés pour la pension et la gratification, de trouver souvent dans la radiographie de leur blessure (radiographie qui se trouve dans chaque dossier), un exemple de dissémination d'une multitude de particules de plomb depuis des fragments gros comme des grains de blé jusqu'à la vraie poussière.

Chez un blessé de l'hôpital D. Larrey, qui portait dans la plante du pied deux ou trois fragments de balle qui le gênaient dans la marche, l'incision des parties molles me montra une section criblée de points noirs. C'étaient des particules de plomb très petites, comme j'ai pu m'en convaincre en grattant ces surfaces avec une curette.

Cette dissémination des particules de plomb provient de l'action explosive d'une balle régulière et non d'une balle dum-dum. Les Allemands ont beau faire, avec leur *Grundlichkeit* et leur *Sacherlichkeit*, ils n'arriveront pas à prouver le contraire. Mais alors qu'ils n'accusent pas leur adversaire d'employer des balles dum-dum et de violer les conventions de La Haye. En fait de violation de traités et de conventions, nous reconnaissons qu'ils sont des maîtres, supériorité que nous ne leur envions pas.

Comme dernière preuve à ce que nous disons, nous allons examiner les balles régulières des différentes puissances actuellement en guerre et voir les reproches que les Allemands ont formulés contre chacune de ces puissances.

En 1870, le fusil à aiguille avait 15 millimètres de calibre et le chassepot 11 millimètres; les blessures par les balles de chassepot étaient telles que les Allemands déjà à cette époque croyaient et affirmaient que ces blessures résultaient de l'emploi de balles explosibles, balles défendues par la Convention de Pétrograd (von Bruns). En 1886, le calibre devient plus petit et von Bruns, dans un Mémoire sur « l'Action des balles des nouveaux fusils à petit calibre » (Tubingen, 1889), constate, au contraire, que ce fusil est non seulement le meilleur fusil, mais encore le plus humanitaire.

Pour prouver cette action humanitaire, Fessler dit que, dans la guerre russo-japonaise et dans la guerre sud-africaine, la bénignité des blessures par balle ogivale (*spitzbogenformigen*) a été constatée souvent. Dans la guerre russo-japonaise, von Bruns dit que les pertes otales n'ont pas beaucoup augmenté, c'est-à-dire que le rapport entre les morts et les blessés n'a pas beaucoup varié; tandis que celui des grands blessés diminuait, moins de blessés, par contre, succombaient des suites de leur blessure. La mortalité moindre des blessés tenait aux progrès de la chirurgie aseptique ou antiseptique; quant à la diminution du nombre des grands blessés, elle est difficile à constater. Elle a même été niée.

Pendant mon séjour à Douai, il y a eu bien des grands blessés et je me rappelle qu'en une seule journée j'ai vu conduire au cimetière vingt-cinq cadavres allemands, ce qui était beaucoup pour le nombre de blessés allemands. La diminution des grands blessés dont parle von Bruns ne serait-elle pas l'analogue de la plaisanterie d'une revue d'hôpital à Paris, dont le sens différait suivant qu'on la lisait de près ou de loin :

Traitement de la Surdité par les pavés de bois

Plus de sourds (tous écrasés)

Balles d'infanterie françaises

La balle française, d'après les journaux allemands, est formée de 90 p. 100 de cuivre, de 6 p. 100 de zinc et 4 p. 100 de nickel.

La première balle ainsi construite avait 39 mm. 9 de longueur; la dernière balle, la balle D n'avait plus que 39 millimètres. Elle était aussi longue que le permettait le fonctionnement du magasin du fusil. Les Allemands prétendaient que la longueur de cette balle était conçue dans l'intention de permettre à la balle de frapper surtout de flanc, la tendance à frapper de flanc augmentant avec la longueur de la balle. Les Français, en diminuant la longueur de leur balle, sont donc allés au-devant de cette objection.

La balle française est plus lourde que la balle allemande dans le rapport de 13 à 10. Sa vitesse initiale est de 730 mètres, tandis que la balle allemande acquiert une vitesse de 860 mètres à 25 mètres de distance. Mais la balle française étant plus lourde conserve plus longtemps son énergie, sa force de pénétration, sa *lebendige Kraft,* comme disent les Allemands. Dans les tirs à courte et moyenne distance, la balle allemande ayant une trajectoire plus tendue aurait à ce moment un avantage balistique et tactique.

A 700 mètres, d'après Ross et Reiter, le but est encore juste dans la mire allemande. Mais à 800 mètres, l'avantage s'égalise et, à partir de cette distance, la balle française acquiert une supériorité manifeste sur la balle allemande.

La balle française, à toute distance, à première touche, frappe avec la pointe, comme le reconnaît le docteur Fessler (*Wirkung des deutschen Spitzgeschossen*, Munich, 1909). La zone dans laquelle la balle française exerce l'action de briser, de faire éclater est plus étendue que la zone de la balle allemande. Les plaies en séton sont très fréquentes avec la balle française. Quand cette balle atteint une diaphyse, elle produit de petits éclats osseux, aussi nombreux dans le tir à courte distance que dans le tir à moyenne distance. Elle traverse les tissus mous et les os spongieux en frappant par la pointe (*spitztreffer*). Les orifices d'entrée et de sortie sont presque égaux. Des Allemands, cependant, prétendent que cette balle étant beaucoup plus longue et que sa pointe étant plus grêle, elle se renverse plus facilement que la balle allemande. Dans ce cas, les orifices d'entrée et de sortie sont plus larges.

Quand une balle française frappe le milieu de la main ou du pied dans un tir variant entre 200 et 500 mètres, elle produit une blessure en forme d'étoile par suite de l'expulsion des petits os. Les parties molles forment un bourrelet autour de la plaie et au fond de cette plaie cratériforme on voit des fragments d'os et des lambeaux de tendon.

Les Allemands ont prétendu que la présence d'un projectile en cuivre pouvait faciliter la prolifération de germes malfaisants. Mais Fessler constate que la balle française ne détermine généralement aucune suppuration. Il a lui-même enlevé souvent des balles françaises autour desquelles il n'y avait pas de pus. Une seule fois, dans un cas de fracture de côtes, guérie simplement et sans fièvre, il a retrouvé la balle dans un abcès enkysté des muscles du ventre. Il admet, cependant, que la présence du cuivre dans les tissus facilite la prolifération de germes peu virulents et augmente leur virulence.

N'en est-il pas, d'ailleurs, de même avec le plomb dont l'action est au moins aussi nocive. Dennig, de Stuttgart, a démontré que la conservation de balles ou de fragments de plomb dans le corps humain pouvait entraîner des altérations de la santé, lorsque le fonctionnement des glandes qui éliminent le plomb solubilisé venait à être modifié. Ces glandes sont surtout les reins, puis les glandes intestinales et enfin les glandes sudoripares et salivaires. Tant que ces glandes fonctionnent bien, il n'y a pas de danger. Mais après?

Kirschner reconnaît qu'il est impossible de changer la balle française (*Vollgeschoss*) en balle dum-dum. Si l'on trouve une balle dum-dum sur un soldat français, on peut être sûr qu'il n'a pu faire lui-même cette balle en transformant une balle régulière d'infanterie. Les balles à chemise peuvent, dans certaines circonstances, en frappant sur un os, blesser les parties molles voisines par l'issue du noyau de plomb. Avec les balles françaises, dit-il, cela est impossible.

Thole est du même avis : De la balle entière française on ne peut faire une balle dum-dum en déformant la pointe. *Aus dem franzosischen Vollgeschoss kann man auch durch Deformierung des Spitze kein Dumdumgeschoss machen.*

Le professeur suisse qui a écrit dans la *Semaine médicale de Munich*, n° 46, 1914, dit aussi : « Il est évidemment impossible de transformer une balle française en une balle dum-dum, puisqu'elle ne contient aucun noyau de plomb. Ce que les journaux allemands ont appelé balle dum-dum française, ce n'étaient que des cartouches servant pour le tir à la cible. Sans doute, une unité française, par suite du manque de munitions de guerre, a pu derrière le dos des autorités militaires se servir de ces munitions de tir. Mais, en Alsace, cela n'a certainement pas eu lieu. En présence d'une blessure grave, il est difficile de prouver l'emploi de balles dum-dum, comme j'ai pu m'en convaincre en examinant des Français blessés par des balles allemandes. J'ai vu une chemise en acier de balle allemande qui, après un choc contre un obstacle, avait été tellement déformée, tellement aplatie qu'on aurait pu la prendre pour une balle dum-dum.

Thole, dans son article, a dit que les balles dum-dum trouvées sur des Français étaient d'origine belge. On a trouvé aussi sur eux des balles dum-dum avec un étui portant la marque de fabrique d'une firme de Carlsruhe, mais elles avaient été fabriquées en France. (????)

Le professeur Madelung prétend que des balles dum-dum ou d'autres balles analogues fabriquées pour la chasse ont pu être employées par des civils. Dans la Prusse orientale, ajoute-t-il, pays riche en gros gibier, les chasseurs se servent de balles dum-dum contre le gibier, et il se pourrait que les Russes en envahissant ce pays fussent attaqués par des *francs-tireurs* se servant de ces balles. Il se pourrait aussi que, dans l'est de la France, un chasseur eût employé de ces mêmes balles, que l'on pourrait alors trouver dans le corps d'un blessé allemand. (Des francs-tireurs allemands?)

Von Bruns commence son travail sur les balles dum-dum en disant que la question des balles dum-dum est à l'ordre du jour depuis que l'on a trouvé de ces balles dans les munitions que renfermaient des citadelles françaises prises par les Allemands, et il ajoute que ces balles sont d'un emploi barbare défendu par le droit des gens.

Dans une autre publication, il dit encore : « Dans la guerre actuelle, les Français se sont servis de balles dont la pointe de laquelle on avait aménagé une cavité. Ces balles, du type *Hohlspitzengeschoss*, étaient d'anciennes balles françaises à chemise métallique et à noyau de plomb. On aurait trouvé de ces balles sur des prisonniers ou des morts français et à Montmédy on aurait découvert des paquets de ces balles. Von Bruns figure une de ces balles au sommet de laquelle se trouve une cavité excentrique, probablement due à un défaut dans le coulage du plomb. (Figure n° 3.)

Les journaux de médecine allemands n'ont pas craint de publier un certain nombre d'observations concluant à l'emploi des balles dum-dum par les Français.

Kreitmair, le 4 septembre 1914, a extrait de la cuisse d'un Allemand une balle que ce blessé avait reçue à Lunéville. L'examen de cette balle permet d'y distinguer un sillon circulaire au tiers supérieur et surtout un aplatissement de la pointe de la balle. Cet aplatissement donnait à ce projectile l'aspect d'un champignon. Il a publié huit gravures représentant la balle de huit côtés différents. Il conclut de cet examen que cette balle en cuivre monométallique est certainement une balle dum-dum. (*Mit Sicherheit ein Dumdumgeschoss mit abgeschnittener Spitze ist.*) Cette balle est une balle qui a ricoché et qui a écrasé sa pointe sur un corps dur ; d'ailleurs, si la balle avait été envoyée dans cet état, elle n'aurait pas pu passer par le canon du fusil.

Lenné (un nom français), a décrit une grande plaie du coude et sans autre forme de procès, il a conclu naturellement à l'emploi d'une balle explosible.

Plate, à la Société médicale de Hambourg (17 novembre 1914), a signalé une plaie de la main par une balle dum-dum, bien qu'ayant constaté par la radiographie, que le squelette de la main était intact. C'était sans doute une balle dum-dum en chocolat.

Hörrmann, à la *Kriegsseuchenabend* de la Société médicale de Munich, a montré une photographie d'une blessure par balle dum-dum. La *Semaine médicale allemande* du 1er janvier 1915 n'en dit pas plus. Silence prudent.

Guericke aurait décrit des balles avec des fils métalliques *gelöteten*, agissant comme des flèches barbelées.

Sudendorf a publié l'observation d'une blessure par balle dum-dum, avec radiographie à l'appui. Il s'agissait d'une blessure du bras dans laquelle il avait trouvé une chemise de balle déformée et un certain nombre de fragments de plomb.

Je ne perdrai pas mon temps à discuter ces observations qui ne prouvent que l'ignorance ou le parti pris de leurs auteurs. Elles ont d'ailleurs été désavouées par d'autres médecins allemands plus sérieux.

Balles anglaises

La balle anglaise a eu le talent de susciter les protestations allemandes les plus brutales. La *Semaine médicale de Munich* (novembre 1915) parle en ces termes de l'Angleterre :

« C'est avec juste raison que le peuple anglais doit être accusé d'être la force impulsive et la cause dernière de l'explosion de cette guerre sanglante. C'est à lui qu'incombera la dette à payer pour la cruauté inexorable avec laquelle cette guerre est conduite. Les destinées, conformes au droit des gens, n'existent pas pour l'Angleterre. Les conquêtes humanitaires pour lesquelles les peuples ont travaillé pendant des siècles pour adoucir les cruautés de la guerre sont foulées aux pieds par les Anglais. Le mépris de la propriété particulière, la spoliation illégale des patentes étrangères, l'enrôlement de peuplades à moitié sauvages contre un ennemi d'une race alliée à leur race. La violation et l'abus du drapeau de la convention de Genève, *l'emploi indubitable maintenant des balles dum-dum*, tout cela démontre la barbarie d'un peuple qui semblait pourtant, à l'extérieur, occuper une haute place dans la civilisation. Cela paraît incroyable. Aussi, n'est-il pas étonnant que nos soldats comme tous les Allemands, aient comme but ultime de la guerre, un terrible règlement de compte à exiger de l'Angleterre. »

En lisant cette élucubration, on se demande si cet acte d'accusation est dressé contre l'Angleterre ou contre l'Allemagne. Les Allemands, auteurs de cette guerre sanglante, ont l'audace de se plaindre. Ils oublient la violation de la neutralité belge, leur parjure, l'incendie et la destruction systématique des propriétés belges et françaises, le vol, leur *Schadenfreudigkeit* contre les chefs-d'œuvre de la civilisation, leur alliance avec ces hordes de Kurdes qui ont massacré sans pitié des milliers d'Arméniens, femmes et enfants, le massacre par eux de gens sans défense, de blessés, de prisonniers ; les civils employés comme boucliers pour protéger leurs légions de brutes, le bombardement aérien des villes ouvertes, le torpillage sans avertissement de navires transportant des femmes et des enfants, même neutres, l'emploi des gaz asphyxiants, des liquides enflammés. Je m'arrête, la liste serait trop longue. Quant à la convention de Genève, c'est sans doute pour la respecter que j'ai été retenu neuf mois prisonnier de guerre, en Allemagne, avec des centaines d'autres médecins et des milliers de sanitaires. Conclusion universellement adoptée, la barbarie allemande est au-dessus de tout. *Deutsch Barbarie ist über alles.*

La balle anglaise, à noyau de plomb et d'aluminium, a donc, comme nous venons de le voir, suscité les colères de l'Allemagne (*Gott strafe England*, que Dieu punisse l'Angleterre). Le *generalstabsarzt*, professeur docteur Schjerning, a proclamé que cette balle était d'une construction aussi cruelle que raffinée.

La balle allemande a 27 millimètres, la balle anglaise, 32 millimètres.

A 5 millimètres de sa base, il y a un sillon circulaire sur lequel s'adapte en trois points la gaine de la cartouche. Cette balle est une *Vollmantelgeschoos* (balle à chemise entière) comme la balle allemande, c'est-à-dire qu'elle est formée par un noyau entouré d'une chemise complète, sauf à la base.

Tandis que dans la balle allemande il n'y a qu'un noyau, dans la balle anglaise, il y en a deux. Un noyau antérieur blanc, de 11 millimètres, formé d'aluminium, et un noyau postérieur, de 20 millimètres, formé par du plomb. La chemise de la balle anglaise est plus mince de 1 millimètre (0,5 mm.) que la chemise de la balle allemande, d'où moindre résistance et, par suite, plus grande facilté de déchirure.

D'après les Allemands, cette balle serait plus dangereuse que la balle allemande. Stargardt a fait l'observation qu'à Hambourg et Altona, au début de la guerre, les hôpitaux ne reçurent que des blessés atteints par des balles françaises. Ce n'est que plus tard qu'arrivèrent les blessés par balles anglaises. Les premiers blessés étaient atteints de blessures sans gravité, et l'on pouvait porter un pronostic favorable. Les derniers blessés, ceux qui avaient reçu des balles anglaises, étaient porteurs de lésions essentiellement plus graves. Souvent les os étaient en bouillie, les vaisseaux et les nerfs étaient bien plus souvent lésés, la destruction du tissu musculaire était bien plus étendue. Les balles anglaises donnaient de nombreux éclats, souvent deux ou trois assez gros, accompagnés d'une multitude de tout petits éclats.

On a considéré ces lésions comme étant la preuve de l'emploi de balles dum-dum. Stargardt ne croit pas cette assertion entièrement exacte. Car, lorsqu'une balle se fragmente de cette façon dans le corps humain, lorsqu'elle lance ses divers fragments dans des points du corps plus ou moins éloignés de son orifice d'entrée, on peut dire seulement que cette action de la balle a un effet explosif. Elle devient une balle explosible, que cette action résulte soit d'explosifs renfermés dans la balle, soit d'une construction particulière de la balle, il n'y a pas de différence comme résultat.

Schjerning qui, un des premiers, a signalé la balle anglaise dans les rapports du grand quartier général allemand, dit que si cette balle rencontre un os, sa chemise se déchire, la pointe d'aluminium et le noyau de plomb se séparent. Cette balle est donc une balle dum-dum.

Meyer et Kraemer, ayant constaté des blessures faites par des pointes de balles remplies d'un noyau d'aluminium et par un noyau de plomb, ont affirmé que les Anglais se servaient de balles explosibles. Pour eux, aucun doute.

Ringel et Albers-Schönberg ont rapporté que, partout où les troupes allemandes étaient en face de soldats anglais, le nombre des grands blessés avait augmenté.

Hœnisch, à la réunion de la Société médicale de Hambourg, présenta une radiographie d'une balle anglaise qui se trouvait dans le pied d'un blessé. Sur cette radiographie, on voit le point de section de la chemise de la balle et de nombreux fragments de noyaux de plomb qui ont produit de grands délabrements dans le squelette du pied. Devant les affirmations continuelles de la presse journalière sur l'emploi de balles dum-dum par les Anglais, il a recherché dans les épreuves radiographiques pour voir s'il ne pourrait, retrouver la preuve de l'explosion de ces balles dans le corps des blessés. Bien que les blessures graves des parties molles et des os fussent très fréquentes chez les soldats qui combattaient les Anglais, les caractères de ces blessures ne lui parurent pas tout d'abord assez déterminés pour conclure à l'explosion de la balle, mais il a pu constater plus tard que ces balles avec ou sans pointe devaient avoir une action explosive. Conclusion : la balle anglaise est construite pour exercer une action explosive et déterminer ainsi de graves blessures.

Tous les médecins allemands *neugebackenes* dans la chirurgie militaire (textuellement tout chauds, nouvellement cuits) vinrent renchérir immédiatement.

Senger, de Krefeld, rapporte une observation de balle explosible anglaise. Cette balle était caractérisée par une pointe en aluminium et par une chambre remplie de matières explosives. La balle, avant d'atteindre le blessé, fit explosion sur un arbrisseau et il n'en résulta pour ce blessé qu'une blessure légère. (Tant mieux, mais comment a-t-il pu savoir qu'il y avait dans la balle une chambre remplie de matières explosives et croire à ces racontars.)

Poppelmann-Coesfeld a communiqué les observations de blessures par les balles dum-dum qu'il a soignées jusqu'au 20 octobre 1914, — trois cas avec radiographies, dont l'un d'une balle anglaise.

Valentin, de Nuremberg, trouve que dans les radiographies la pointe de la balle anglaise est fréquemment brisée, d'où un nombre énorme d'éclats de plomb qui sont souvent projetés, et il affirme que dans ce cas il s'agit de balles dum-dum. Il n'a pas vu l'action semblable de la balle allemande.

Le *generalstabsarzt* Schjerning a fait observer que la chemise très mince renfermait un double noyau de poids spécifique différent et se déchirait facilement au point de contact des deux noyaux métalliques. Le noyau de plomb se déformait en sortant et la chemise de plus se déchirait encore dans le sens de la longueur.

C'était *die reinste Form des Dumdumgeschosses fertig*. C'était la forme la plus pure, le type par excellence des balles dum-dum et les soldats anglais ne craignaient pas de se servir de ce procédé diabolique (*teuflisches Kunstgriff*).

Inutile de raconter les protestations de tous les Allemands contre cette nouvelle balle qui devait bien être condamnée par la *Konvention* de La Haye. Pensez donc, cette balle, bonne tout au plus pour la guerre contre les sauvages, les *Wilden Volkerschaften*, était employée contre *unseren braven Truppen* (nos braves troupes).

Mandel affirme, de son côté, que l'on a trouvé dans les tranchées anglaises beaucoup de fusils avec des balles dum-dum. On ne s'est pas assez appesanti, dit-il, sur ce fait que la petite épaisseur de la chemise favorise la rupture de cette chemise et l'issue du noyau de plomb. *Das ist das Inhumane*. Cela c'est de l'inhumanité ou je n'y connais plus rien. La balle anglaise, quand elle frappe de flanc, agit tout autrement et bien plus gravement que la balle allemande.

Pour Neter, le plomb du deuxième noyau agit comme un liquide, il communique à la balle un deuxième choc.

Stargardt déclare solennellement que cette balle d'infanterie anglaise, d'aspect extérieur inoffensif, est avant toute chose, par sa singulière construction, une balle explosible extrêmement dangereuse, et cette balle est employée contre des hommes (*wilden Volkerschaften* ne sont pas des hommes). Pour lui aucun doute, la balle anglaise doit avoir une action explosive, car les deux noyaux ont un poids spécifique différent. Quelle raison pour employer ces deux noyaux, si ce n'est l'intention de causer des blessures plus graves. Lui, Stargardt, est persuadé que c'était là le but cherché. Cette balle anglaise, dit-il, est identique à une balle dum-dum, elle cherche non à rendre les blessés inaptes au combat, mais autant que possible à estropier les hommes atteints et nos pauvres blessés allemands nous montrent que cette balle remplit parfaitement cette condition.

Au début les auteurs allemands avaient négligé de dire si les blessures par balles dum-dum étaient des cas isolés ou des cas nombreux, si elles avaient été observées sur certains champs de bataille spécialement, et, enfin, si les balles étaient des balles officielles fournies par le gouvernement ennemi. Stargardt s'empresse d'affirmer que les balles anglaise ne sont pas des balles dum-dum isolées. Elles ont été fabriquées dans les fabriques de l'État, dans les fabriques officielles anglaises. Ce sont elles qui ont occasionné ces graves blessures que les médecins allemands ont observées. En un mot, la balle anglaise est une balle explosible employée contre des hommes, et il faut se lever pour protester contre cet emploi inhumain. Toutes les balles anglaises qu'il a trouvées dans le corps des blessés étaient des balles déformées.

Stargardt, pour corser la gravité du crime anglais, dit que les soldats anglais coupent la pointe de la balle pour la rendre plus nuisible encore. Il affirme qu'on a trouvé cinq cartouches ainsi préparées dans un chargeur et un mécanisme attaché à la crosse du fusil pour couper ainsi les balles. Enfin, Stargardt a montré une balle ainsi coupée, trouvée sur un champ de bataille. Les blessures par balle anglaise non coupée sont déjà d'une gravité épouvantable. Cette gravité peut-elle être encore surpassée par les balles coupées?

Brauer, à l'hôpital d'Eppendorf, a fait, dit-il, les mêmes constatations.

Loewenhaupt aurait vu ce fusil anglais chez le commandant allemand de la gare de Roubaix.

Sardemann, à la Société médicale de Marburg, 19 décembre 1914, montre une balle d'origine anglaise dont la pointe a été coupée. Elle a été extraite de l'avant-bras du blessé. La pointe se brise au contact des os et la balle se déforme. Dans ce cas la radiographie permet de constater la pointe de la balle dans le bras du blessé. Ces balles ont été récemment décrites et figurées dans la *Gazette de Francfort*.

Breslau a décrit également les balles anglaises dumdum qu'il a rapportées de Belgique. La pointe de ces balles se laisse enlever facilement par un petit appareil qui ressemble à l'appareil destiné à sectionner les bouts de cigares. On ne se sert de ces balles que pour les tirs à courte distance.

Pour Schmieden, la balle anglaise sectionnée transversalement devient une balle à sommet creux une *Hohlspitzgeschoss*, elle est, en conséquence, encore plus dangereuse.

La *Gazette de Francfort*, ayant posé cette question : « Pourquoi les Anglais fabriquent-ils des balles dum-dum? » un noble inconnu (qui n'a pas dit son nom et qu'on n'a pas revu) a répondu dans la *Semaine médicale allemande* (*D. w. W.* I., 1915) en ces termes. « Les Anglais ne fabriquent pas les balles dum-dum entièrement terminées, ils laissent à leurs mercenaires le soin de briser la pointe de leurs balles. Pourquoi cela? Un spécialiste d'une de leurs fabriques d'armes a répondu. Parce qu'une balle dont la pointe a été détériorée ricoche sur la terre plutôt qu'une balle intacte. La hausse devient inutile. Les officiers anglais du front ont vite appris qu'avec ces balles à pointe sectionnée on fait dans les tranchées plus de trous dans l'air que dans la tête des Allemands. C'est pour faire des blessures plus longues à guérir ou laissant après elles des infirmités que les devots anglais ont fait faire des balles dum-dum, preuve de leur haute et raffinée *Kultur*. A la place du seton (*Wundkanals*) idéal, ils préfèrent une vaste cavité, les os ne sont plus fracturés, ils sont pulvérisés. L'idéal est de produire des *schlimme Verletzungen*, de sales blessures. » Dans tout cette tirade, je ne vois pas pourquoi les Anglais coupent ou ne coupent pas la pointe de leur balle.

Dans les réunions médicales hebdomadaires que les médecins allemands militaires tenaient dans les pays envahis pour se communiquer leurs observations, Braun, à Lille, le 12 janvier 1915, a résumé ainsi son expérience des balles anglaises.

Il a vu, dit-il, plusieurs milliers de blessures produites par la balle anglaise. Toutes ces blessures étaient pareilles aux blessures que produisent les balles modernes de l'infanterie. Les blessures des poumons comportaient un pronostic favorable. Pour les blessures de l'abdomen, au contraire, le pronostic était défavorable. Dans les blessures du crâne, les plaies en séton étaient plus fréquentes que les plaies perforantes.

On a fait des expériences avec les munitions anglaises. La force de pénétration des balles anglaises était aussi grande que celle des balles de l'infanterie allemande. La balle anglaise se déformait d'une façon typique. Elle se recourbait vers sa partie moyenne. Le noyau de plomb faisait issue en arrière. La pointe et le lien de contact entre les deux noyaux étaient intacts dans tous les cas.

La balle anglaise intacte n'est donc nullement une balle dum-dum *Das unverletzte englisohc Ceschoss ist also kein Dumdumgeschoss*.

Essaye-t-on avec un fusil anglais lui-même de briser la pointe de la balle, comme on prétend que les Anglais le font. Cette manœuvre est très difficile, il faut employer tout le poids du corps et encore n'arrive-t-on qu'à déformer la cartouche au point que l'on ne peut plus s'en servir.

Les balles dum-dum anglaises que l'on montre au

public ne sont essentiellement que des produits fantaisistes. *Die dumdumgeschosse der Englander sind in der hauptsache ein Produkt des Fantaisie.*

Franz vient à la rescousse. Il n'y a pas, dit-il, un seul cas où l'on puisse avec raison admettre une blessure par balle dum-dum : Les radiographies ne prouvent rien. Dans les blessures des diaphyses, on trouve dans 50 p. 100 des cas des fragments de chemise de la balle et du noyau de plomb. L'opinion de Von Bruns, qu'à l'entrée on peut voir de longues déchirures et que l'entrée et la sortie de la balle, abstraction faite des plaies musculaires ne diffèrent pas essentiellement, peut être admise. La balle intacte n'est nullement une balle dum-dum. Mais pourtant, cette construction compliquée de la balle, ce mécanisme et la possibilité de briser la balle le rendent rêveur. (La rêverie est très bien portée en Allemagne.)

Reh, pour terminer, constate que la question n'est pas solutionnée. Il ne peut que constater que ce mécanisme pour couper les balles est bizarre et doit avoir un but particulier. Si nous-mêmes, dit-il, nous ne pouvons prouver que les blessures ont été faites par des balles dum-dum, nous avons pourtant trouvé dans les tranchées des fusils munis de ces cartouches et aussi de ces cartouches sur des prisonniers. Il faut faire une instruction. Il y a aussi des balles en plomb qui sont sectionnées et qui font un petit orifice de sortie. (Il n'y comprend rien. Que l'on nomme une commission.)

Balles russes

Au début de la guerre, les Russes se servirent, faute de mieux, de balles de plomb et de balles à chemise à pointe (*Spitzgeschoss*). Plus tard, ils se servirent de balles cylindriques à pointes ogivales, la balle O avait remplacé la balle S. La balle S pesait 10 grammes, la balle O, 14 grammes. La balle S avait 28 millimètres de long, la balle O, 30 millimètres. La poudre brune remplaça la poudre noire.

Philipp Erlacher, *oberazt* (médecin-major de 2e classe) autrichien, a constaté, après avoir eu plus de mille blessés autrichiens à soigner, que, chez ces blessés, les blessures furent infiniment plus graves dans les derniers combats que dans les batailles du début de la guerre. Au début de la guerre, les Autrichiens attaquaient les Russes dans leurs tranchées. Les blessures par balle d'infanterie russe consistaient le plus souvent en plaie en séton à travers les parties molles et même à travers les os sans grand délabrement. Souvent, par contre, les orifices de sortie étaient plus grands que les orifices d'entrée, les balles ayant frappé de flanc.

Plus tard, ces blessures par balles frappant de flanc et les éclatements des os devinrent plus fréquents. En même temps, on ne trouva plus sur les positions abandonnées par l'ennemi des balles à pointes. Elles étaient remplacées par des balles cylindriques à pointes ogivales, analogue aux balles autrichiennes. Alors les blessures des fantassins autrichiens furent plus graves qu'au début de la guerre. Les Russes au début de la guerre tiraient de trop loin et trop haut. Plus tard, ils devinrent de meilleurs tireurs.

Le docteur Friedrich, directeur de la clinique chirurgicale de l'Université de Kœnigsberg et chirurgien consultant du 1er corps d'armée allemand, a fait une communication sur l'emploi des balles dum-dum et autres balles, analogues par l'armée russe et sur les blessures suspectes.

Les troupes allemandes avec lesquelles il se trouvait, ont eu à combattre les contingents de Petrograd, de Wilna Kowno, Grodno, Varsovie, ainsi que les contingents provenant de l'intérieur de la Russie, du Caucase, de la Sibérie et du Turkestan. Dès le début des hostilités, il recueillit une balle russe en plomb dans la base de laquelle se trouvait une cavité conique de 3 millimètres de profondeur. Cette balle avait une force de pénétration remarquablement faible. A 300 ou 350 mètres, la balle, sans avoir rencontré la résistance d'un os, restait dans la plaie. Au combat de Kowel (14 août 1914), un Allemand reçut une de ces balles qui pénétra sous la pointe de l'omoplate et resta sous la peau du dos. Le blessé guérit très bien. (Fig. 5.) Cette balle ressemblait à la balle de nos carabines Minié de 1870.

Plus tard, beaucoup de balles extraites par lui présentaient une structure particulière. Elles étaient comme partagées en deux parties par une section transversale ou oblique, passant par le milieu de la balle. La moitié antérieure de la balle, celle du côté de la pointe, avait tantôt perdu, tantôt conservé sa chemise. Il fallait pour expliquer ce fait, supposer que la balle avait encore sa chemise, mais qu'entre la pointe et la base, on avait enlevé un petit anneau de la chemise. D'après les recherches de Kranzfelders, ces balles avaient une force de pénétration moindre, mais elles se pliaient vers la partie circulaire dépourvue de chemise, elles s'y brisaient en deux morceaux et en frappant de flanc, elles causaient des lésions plus grandes. Leur action était beaucoup plus brutale que celle des balles avec chemise entière. Leur pointe ayant conservé leur chemise, ces balles avaient une trajectoire plus constante et une sûreté beaucoup plus grande. Elles n'étaient pas inférieures aux projectiles à chemise entière.

A Suwalki, un soldat du régiment du kronprinz reçut une balle près de la colonne vertébrale qui lui traversa le poumon. Le trajet de la balle avait des parois déchiquetées. Il y avait fracture de côtes, pneumothorax et emphysème sous-cutané. Le projectile se logea dans les muscles pectoraux et on dut l'enlever à cause de la douleur qu'occasionnaient les contractions de ces muscles. On trouva un projectile ainsi sectionné transversalement et à côté de lui la chemise de la pointe.

A la clinique de Kœnigsberg, un sous-officier russe avait sur lui une balle ainsi transformée en balle dum-dum et il racontait que les soldats les transformaient ainsi en les usant sur des pierres. Malheureusement, ce *corpus delicti* n'a pas été conservé.

Friedrich a souvent rencontré des blessés, notamment à Tannenberg, Ortelsburg, Suwalki, Olczanka, qui étaient atteints de blessure que tout le monde, même les médecins, au premier coup d'œil, disaient être le résultat de balles dum-dum.

Ces blessures étaient typiques. La balle avait fait un ou deux sétons à travers les muscles d'un membre ou à travers deux membres. L'entrée était petite, mais la sortie était dix ou vingt fois plus grande sur le premier membre; sur le deuxième membre, l'orifice d'entrée était deux ou trois fois aussi grand que la première entrée, et, à la deuxième sortie, on constatait une énorme destruction des parties molles, sans que les os aient été touchés.

Tous ces blessés avaient été frappés à une distance moindre que 50 mètres. Lorsque les os avaient été atteints, les lésions étaient terribles, la destruction osseuse pouvait s'étendre sur une longueur de 20 centimètres, on se trouvait en présence de blessures que l'on pouvait attribuer à des balles dum-dum.

Friedrich conclut avec raison que la balle tirée à courte distance conserve toute sa puissance. Atteignant les parties molles, elle leur communique un mouvement analogue à la propagation des ondes de l'eau, la destruction va aussi en s'élargissant et la blessure prend un aspect conique.

Ce qui confirme cette opinion, c'est que les troupes

russes qui avaient causé ces blessures, ayant été faites prisonnières, on ne trouva pas de balles dum-dum en leur possession.

La conclusion de Friedrich, c'est que peut-être quelques balles dum-dum ont été employées par l'armée russe, mais on ne peut attribuer ce fait au commandement russe.

Cela n'empêcha pas les *neugebackenes* chirurgiens allemands, de dire et de crier que les Russes se servaient de balles dum-dum. Ils ont dit que dans l'armée russe, les balles de revolver avaient une chemise d'acier avec une pointe aplatie (*D. m. W.*, I, 1915).

Riedel, d'Iéna, cite une blessure extrêmement grave de la jambe comme provenant très probablement (*Sehr wahrscheinlich*) d'une balle explosible russe. « On trouvait, dit-il, une quantité de ces balles sur le champ de bataille. » Pourquoi n'en a-t-il pas donné la description? Cela aurait été plus intéressant et surtout plus probant que son observation tendancieuse.

Von Bruns a publié que les Russes se servaient de balles en plomb ogiforme sans chemise à tête ronde. Dans ces balles, se trouvaient deux cavités dans lesquelles on avait coulé une matière jaune-brune semblable à de la vaseline. Dans la paroi de la balle, il y avait quatre ouvertures grosses comme des têtes d'épingles par lesquelles pouvait s'écouler le contenu de la balle. Ces balles agissaient comme des balles dum-dum, elles produisaient des blessures épouvantables et cette matière grasse augmentait les douleurs. Il pense que ces balles devaient servir à des gardes forestiers et qu'on les avait employées, à défaut d'autres, en les perforant pour les rendre plus dangereuses.

Bujwid, de Cracovie, a examiné le contenu de ces balles trouvées sur des prisonniers. La matière grasse qu'elles renfermaient n'était autre que de la vaseline brute. L'action toxique que l'on attribuait à ces balles n'était donc pas réelle, car la vaseline ne peut déterminer aucune intoxication. Par contre, ces balles produisaient des lésions graves et douloureuses et Bruns n'avait pas raison de dire que les balles de plomb massives russes pouvaient être transformées en balle dum-dum ou en balles explosibles.

Ces balles étaient très probablement des balles ayant des défauts dans le coulage du plomb et les cartouches ayant été graissées avec de la vaseline, une petite quantité de vaseline était entrée dans leurs cavités.

Tout ce qui résulte de cela, c'est qu'il n'y a aucune preuve de l'emploi de balles dum-dum par l'armée russe.

Balles belges, italiennes, serbes, portugaises, monténégrines, japonaises

Nous n'avons trouvé aucune accusation de l'emploi de balles dum-dum dans les périodiques médicaux allemands, ni dans la presse journalière. Les Allemands cherchent d'ailleurs à ménager les Belges et les Italiens, et nous avons traduit plusieurs poésies publiées dans la presse politique faisant l'éloge de l'Italie. « *Oh, Italie, toi que nous aimions tant, etc.* »

Balles allemandes

L'épaisseur de la balle allemande est de 8 millimètres, le calibre du fusil étant de 7 mm., 9. Sa longueur, depuis 1906, est de 27 millimètres, on l'appelle la balle S (*S. Geschosse*). Elle est formée d'une chemise d'acier nickelé et d'un noyau (*Kern*) en plomb dur.

Comme la balle française, elle frappe surtout par la pointe. Le docteur Bircher, de Zurich, a fait des expériences sur cette balle S allemande et sur la balle suisse, qui tient le milieu entre la balle française et la balle allemande et sur une troisième balle, celle de 9 millimètres. Il a constaté que la vitesse et la force de pénétration de la balle S étaient plus grandes que celles de l'ancienne balle ogiforme. Cette vitesse produit une chaleur plus grande, mais une chaleur insuffisante pour déterminer des brûlures. La balle à chemise pointue se déforme plus souvent et plus facilement que l'ancienne balle. L'augmentation de la distance et la résistance du but facilitent la rotation. Sur les corps durs l'orifice d'entrée, en tenant compte de ce que le calibre est plus petit, est plus étroit qu'avec les balles ogivales. L'entrée et la sortie montrent des lésions plus nettes et moins d'éclatement à distance. Dans les milieux mous et humides, l'action des balles à pointes est inférieure à celle des anciennes balles de plomb. Dans un bloc d'argile, la balle à pointe produit un trajet analogue à celui qu'elle faisait dans les corps durs et secs. La balle S reste plus souvent dans le corps que l'ancienne balle ogivale qui le traversait de part en part (*Mannerdurchbohrende*).

Un autre médecin suisse, le docteur Lardy, a constaté que la balle allemande, plus courte et plus solide, était, par suite, plus malfaisante que la balle française. Dans les tirs à courte distance, la balle allemande peut avoir un effet explosif.

Le docteur Schober, qui était autrefois, à Paris, le correspondant de la *Deutsche medizinische Wochenschrift*, a écrit un article intitulé : *Lettre sur Paris*, dans lequel il raconte l'histoire lamentable du professeur T... Ce chirurgien, après avoir été envoyé en mission chirurgicale au front depuis le début de la guerre, avait lu un rapport sur son expérience de la chirurgie de guerre à l'Académie de médecine le 13 octobre 1914. Il affirmait, d'une façon formelle, qu'il n'avait vu aucune blessure résultant d'une balle explosible, ni d'une balle irrégulière. Mais le 24 novembre, le professeur T..., jeune homme de mon âge, et dont l'intelligence promettait beaucoup, était atteint d'une terrible maladie :

endémique en France et épidémique dans l'univers. Cette terrible maladie, c'était la *Rabies antigermanica* portée à son summum. Le premier symptôme qui se manifesta, fut un changement complet dans le caractère du professeur T... Il affirmait, maintenant, que la balle allemande était employée souvent comme balle explosible, ou, plutôt, que les Allemands avaient trouvé un procédé aussi civilisé que scientifique pour transformer leur balle régulière en balle explosible. Ce procédé consistait tout bonnement à retourner la balle dans la cartouche et à mettre la base de la balle en avant. Comme deuxième symptôme le professeur T..., dans son inconscience, sa *lost of consciousness*, comme disent les Anglais, avait affirmé qu'on avait trouvé soit sur des prisonniers, soit sur le champ de bataille, beaucoup de ces cartouches ainsi préparées. Cette affirmation prouvait aux Allemands toute l'étendue des ravages que l'inexorable *Rabies antigermanica* avait fait dans la belle intelligence de notre confrère. Une issue fatale, un *exitus lethalis* allemand était même à craindre, car le professeur T..., arrivé évidemment à la dernière période de sa maladie, avait eu le toupet (pour ne pas employer une expression plus militaire) de rappeler qu'il y a deux mille ans, un dénommé Tacite avait dit que les peuples se battaient : *Galli pro gloria, Germani pro preda*. Les Gaulois pour la gloire, les Germains pour le butin, leur cher petit *Beute*. D'après les profondes recherches de l'oncle Hansi, nous savons que les Germains, à l'époque pré ou protohistorique, déjà collectionnaient les cadrans solaires gaulois et romains à défaut des clepsydres et des pendules. Le professeur T... ayant laissé entendre que depuis cette époque il n'y avait rien de changé sous la calotte ronde des cieux, tout esprit clairvoyant reconnaissait aussitôt que le professeur T... était incurable.

On a prétendu dans les journaux (*D. m. W.*, 1915) que les balles de revolvers de l'armée allemande étaient des balles dum-dum. Il est vrai que ces balles à chemise entière ont des pointes un peu émoussées comme dans l'armée hollandaise, mais cela n'est pas défendu par les *Kriegsrecht* (les droits de la guerre). A La Haye, le 29 juillet 1899, on n'a interdit que les balles qui se dilatent dans le corps humain ou qui frappent à plat. Le *Land Kriegs ordnung*, n° 23, a défendu l'emploi de balles propres à produire des maux inutiles. Thole a même ajouté qu'au point de vue du droit des gens, l'emploi des balles dum-dum n'était pas défendu, mais qu'en fait cet emploi chez les nations civilisées était interdit (*Verpönt*).

Dans ce même journal allemand, on avoue que l'on a trouvé une fois sur un officier allemand fait prisonnier une boîte de cartouches dum-dum pour revolver Mauser 7 mm., 63 provenant de la fabrique de munitions de Carlsruhe. Ce revolver automatique (*selbstladepistole*) n'est employé que pour tirer à la cible ou pour se défendre dans les colonies contre de sauvages assassins. C'était uniquement (je vous l'assure) pour remplir ces indications qu'en temps de paix on fabriquait ces balles à chemises partielles ou à chemises trouées. Un homme appartenant à l'armée allemande a pu, contrairement aux règlements prendre au lieu de son revolver d'ordinaire, un revolver automatique Mauser qui était sa propriété. Il n'en est pas moins vrai, ajoute ce journal, que c'est là un fait regrettable qui mérite toute la désapprobation de l'armée allemande. (Je te crois.)

Albers-Schönberg, à la Société médicale de Hambourg, le 26 janvier 1915, a présenté une balle retirée d'un crâne allemand, qui ressemblait beaucoup à la balle anglaise. On y voyait la même rupture de la chemise au même endroit où elle se produit habituellement sur les balles anglaises. Mais cette balle pesait 9 gr. 65, poids de la balle allemande, au lieu de 11 gr. 3, poids de la balle anglaise, et l'on sut que ce soldat était mort par un accident causé par un fusil allemand. Albers-Schönberg en conclut qu'il faut en présence d'une balle déformée procéder avec une extrême prudence. Si l'on trouve sur un projectile des déchirures du manteau, il ne faut conclure à une balle dum-dum (que si l'on est sûr que la balle est anglaise).

Fischer a signalé un fait analogue. En présence d'une blessure qui semble porter des traces certaines d'action explosive (fragments de chemise, et de noyau de plomb qui semblent avoir été projetés), il ne faut cependant pas toujours affirmer que c'est une blessure par balle dum-dum (même observation que pour le précédent). Un blessé allemand atteint à l'épaule présentait une destruction complète de l'articulation de l'épaule, les os étaient fracassés ; on voyait, à la radioscopie, des fragments de plomb dispersés çà et là, et la chemise de la balle déchirée. Tout semblait prouver qu'il s'agissait là d'une blessure par balle dum-dum (anglaise), mais la chemise de la balle était une chemise de nickel (*Nickelgeschossmantel*) de balle allemande, et le blessé affirmait avoir été blessé par un camarade allemand. Au village de Prosnes, près Reims, ce sous-officier à la tête d'une patrouille allemande avait été, en rentrant dans ses lignes, reçu par erreur à coups de fusil par ses compatriotes. (Ce n'était donc pas une balle dum-dum, puisqu'elle était allemande.)

Suppe a cité aussi un cas de blessure produite par balle tirée à courte distance, attribuable à une balle dum-dum.

Enfin, Karl Kolb, de Schwenningen, a. n., a rapporté l'observation d'un jeune Français à qui une balle d'infanterie allemande avait détruit le peroné et dilacéré les muscles du mollet. Kolb, naturellement attribuait cette action explosive soit à un défaut de la chemise de la balle lors de sa fabrication, soit à ce que la balle avait dans son trajet dans le canon du fusil rencontré un défaut de ce canon.

Quelques médecins allemands ont protesté contre cette campagne des balles dum-dum, et Paul Kayser a très bien exprimé cette protestation.

Les blessures que j'ai vues, dit-il, ont été produites exclusivement par des projectiles français (balles d'infanterie, shrapnell, obus et bombes d'aéroplane). La main sur la conscience j'avoue que je n'ai jamais vu de blessures par balle dum-dum. Si en se basant sur des recherches expérimentales ou sur des expériences de chasse avec des balles à chemise entière, on veut interpréter une blessure à forme explosive et décider qu'il s'agit d'une balle dum-dum sans connaître la balle et les détails de la blessure, on ne doit agir qu'avec une extrême prudence. Les communications officielles prouvent malheureusement peu que nos ennemis ont employé en réalité de telles balles explosibles à chemise incomplète. (*Teilmantelexplosivgeschosse*). Le défaut de critique avec lequel la presse journalière a montré au peuple allemand les balles inoffensives déformées comme étant des balles dum-dum peut lui procurer une émotion compréhensible. Ce défaut de critique me paraît regrettable. Mais ce qui est plus regrettable encore, c'est de voir des journaux de médecine faire regarder des balles massives comme des balles dum-dum et vouloir faire croire que des blessures résultent de l'emploi de balles dum-dum, en n'ayant comme preuve que des observations prises de longues semaines après la blessure et sans connaître les circonstances dans lesquelles ces blessures ont été produites. Cette précipitation qui n'a rien de scientifique ne correspond pas à la solidité profonde de ce caractère allemand qui doit justement en ce moment être si fier. (Oui, mais elle correspond aux intérêts de l'Allemagne.)

Balles autrichiennes

Dans *le Petit Parisien* du 11 mai 1916, se trouve un article de Claude Anet, sur la balle explosible des Autrichiens, article ainsi conçu.

Il a été prouvé, à maintes reprises, que les Austro-Allemands se servent de balles explosibles. Cependant, dans certains pays neutres, on a voulu douter encore : on a dit qu'il fallait voir là des actes de soldats qui, individuellement, retournaient la balle dans la cartouche ou en coupaient l'extrémité. A ma dernière visite sur les lignes, j'ai pris des mains d'un soldat prisonnier une balle explosible que je garde et dont voici la description :

Le projectile, en acier, est composé de deux parties (1) et (3) s'emboîtant l'une dans l'autre. La partie supérieure (1) formant projectile contient une charge explosible et à la base une cartouche. La partie inférieure (3) est évidée et dans l'évidement se place un percuteur masselotte qui au choc fait détoner la cartouche de la partie supérieure. Celle-ci constitue un véritable obus en miniature. Le projectile pénètre dans les tissus et à la moindre résistance éclate en cent morceaux.

Ces ingénieuses balles sont fabriquées dans les manufactures d'armes impériales d'Autriche. Elles sont remises, dans chaque compagnie, aux sous-officiers et aux meilleurs tireurs, et, comme elles sont d'un emploi dangereux, car au choc elles explosent, on les remet le matin et on les reprend le soir.

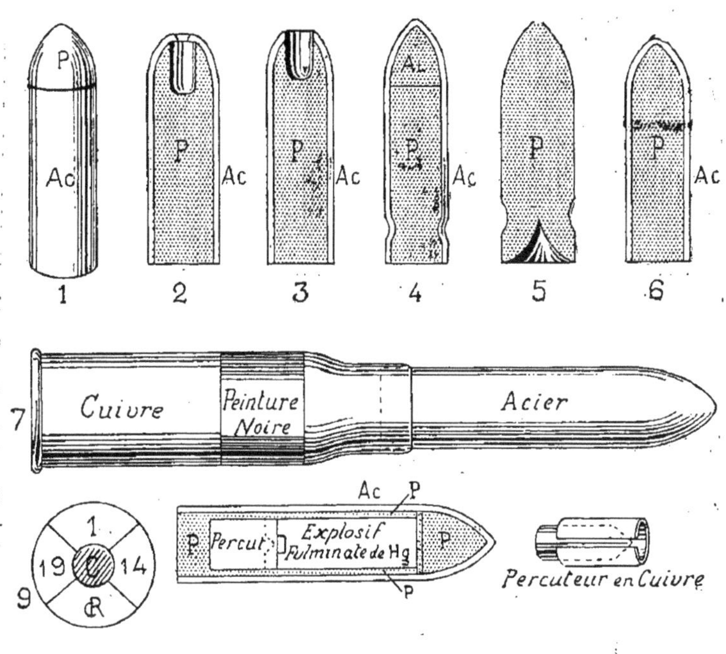

1. Balle dum-dum (guerre du Tchitral).
2. Balle dum-dum (guerre du Soudan).
3. Balle française de Montmedy.
4. Balle anglaise actuelle.
5. Balle russe (Friedrich).
6. Balle allemande.
7. Cartouche explosible autrichienne.
9. Base de cette cartouche.

P = plomb.
Al = aluminium.
C = capsule.
Per = percuteur.
Ac = chemise acier.
Q = balle de la cartouche.

Le poids de ces balles est de 14 grammes, leur longueur de 8 centimètres. Ces balles sont figurées dans le journal en question.

Dans *le Matin* du 18 juin 1916, se trouve un article intitulé : « Les Autrichiens emploient des projectiles explosibles, quelques documents irréfutables. »

Les Autrichiens ont à plusieurs reprises employé contre les troupes italiennes des projectiles explosibles. Déjà, dans son bulletin du 9 décembre 1915, le haut commandement italien signalait ce fait pour la zone du Monte-Nero. Depuis lors, sur d'autres parties du front, on a constaté de graves blessures déchirantes, produites par des projectiles de même nature. D'une enquête récemment faite par des officiers sanitaires italiens à l'hôpital du Camp n° 237, il résulte que les projectiles explosibles des Autrichiens sont de deux espèces :

1° Les projectiles à déformation. Ces déformations sont produites par des incisions profondes et nombreuses, de nature fort diverse, opérées sur la balle elle-même. Elles sont le fait de la barbarie individuelle des soldats autrichiens, mais leur fréquence atteste de façon évidente que les officiers de l'armée ennemie tolèrent et même encouragent cette odieuse pratique ;

2° Des projectiles explosibles proprement dits. Ceux-ci contiennent dans l'intérieur de la balle une petite capsule avec un explosif et un percuteur destiné à provoquer l'éclatement lorsque le projectile touche le but. Un examen chimique a démontré que la charge de la capsule intérieure est faite d'une substance à la fois explosible et fumigène. Les cartouches de ce genre semblent donc être les fameuses *Einschiess Patrone* (cartouches de réglage de tir) adoptées dès le temps de paix par l'armée austro-hongroise pour régler le tir au moyen d'un petit nuage de fumée qui s'élève à l'endroit où la balle a touché le but.

Ces projectiles, si dangereux au point de vue des blessures qu'elles produisent, sont aujourd'hui couramment utilisés par l'armée austro-hongroise, concurremment avec les cartouches ordinaires. Le fait est prouvé indéniablement par la découverte de nombreux rubans de mitrailleuses ennemies chargés exclusivement de ces cartouches explosibles.

Cette nouvelle et féroce violation des lois de la guerre, dont l'armée autrichienne se rend coupable, a été dénoncée, avec documents à l'appui, au comité international de la Croix-Rouge de Genève.

M. le médecin-major de 1re classe Petit, qui a fait la campagne de Serbie, m'a remis une cartouche explosible autrichienne. Cette cartouche provient du front autrichien, en Serbie. Les soldats autrichiens faits prisonniers à cet endroit avaient tous un certain nombre de chargeurs portant chacun cinq cartouches explosibles, c'est-à-dire que chacun de ces soldats avait vingt à vingt-cinq cartouches explosibles. Cela se passait pendant la dernière campagne austro-serbe. Les soldats qui portaient ces cartouches étaient armés du mousqueton avec la courte baïonnette ressemblant à un grand couteau. Ces cartouches se distinguaient des cartouches ordinaires par l'application, sur leur douille, d'une bande circulaire de couleur noire.

La balle, de même longueur que la balle française,

était ormée d'une chemise épaisse en acier, cylindrique, se terminant par une pointe ogivale. A la pointe de la balle se trouvait un noyau de plomb ogival et, immédiatement derrière ce noyau, une rondelle nickelée légèrement concave sur sa face antérieure, puis se trouvait une chemise de plomb glissant dans la chemise d'acier. Cette chemise de plomb renfermait une cartouche en acier nickelé remplie de fulminate de mercure et, à la base de cette cartouche et un peu en retrait, une petite capsule en cuivre. Enfin, en arrière, un petit cylindre de cuivre dans lequel se trouvait un autre cylindre se terminant par une pointe conique. Ces deux cylindres en cuivre, emboîtés l'un dans l'autre, se trouvaient dans un cylindre d'acier nickelé assez épais, lequel s'appuyait sur la base en plomb de la chemise interne de plomb.

Lorsque la balle rencontrait une résistance, le petit cylindre interne, à pointe conique, était projeté en avant; il percutait la capsule de la cartouche interne de fulminate, et l'explosion se produisait d'autant plus violente qu'elle devait briser une chemise de plomb et une chemise d'acier.

Lorsqu'une balle de ce genre atteignait le thorax ou l'abdomen, les organes de ces cavités splanchniques, poumon, cœur, foie, estomac, intestins, étaient détruits, *ausgeflogen* (volatilisés), comme disent les Allemands.

La cartouche en cuivre présentait à sa base 19-14 et en bas un C et R entrelacés.

Cet appareil, petit bijou mécanique, ne sortait évidemment que des réserves de munitions officielles. Il était trop compliqué pour pouvoir être l'œuvre individuelle d'un soldat.

Au moment de mettre sous presse, nous venons de lire un communiqué officiel italien accusant les Autrichiens de se servir de balles explosibles et un communiqué russe du 24 juin disant : « Dans la région de Raumusto, nous avons fait prisonniers 4 officiers et 204 soldats allemands : ce petit nombre de prisonniers s'explique par la grande exaspération de nos soldats qui ne font pas de quartier aux Allemands, à cause de l'emploi par eux de balles explosibles. »

CONCLUSIONS

Toutes les accusations portées par les Austro-Allemands contre les Alliés, à propos de l'emploi de balles dum-dum et de balles explosibles, sont fausses comme l'ont reconnu les journaux de médecine allemands qui m'ont fourni ces documents.

Ces accusations étaient basées sur l'action explosive des balles régulières tirées à courte distance, action inconnue (ou méconnue) de beaucoup de chirurgiens allemands.

La balle française monométallique, entièrement en cuivre sans chemise, est la balle type humanitaire. Seule, elle ne peut être modifiée pour acquérir une action plus nuisible,

Les balles allemandes, autrichiennes, russes, etc., balles bimétalliques à chemise, produisent toutes des blessures plus graves, surtout par la dissémination de leurs fragments. Les balles anglaises, trimétalliques, à noyau de plomb et d'aluminium, ont un effet analogue. Elles ne sont pas plus balles dum-dum que les balles austro-allemandes. Mais toutes ces balles peuvent causer des blessures plus graves, si elles sont modifiées individuellement.

Un seul pays, l'Autriche alliée à l'Allemagne, a eu la *barbarie* d'employer de véritables balles explosibles. Que les nations neutres s'instruisent.

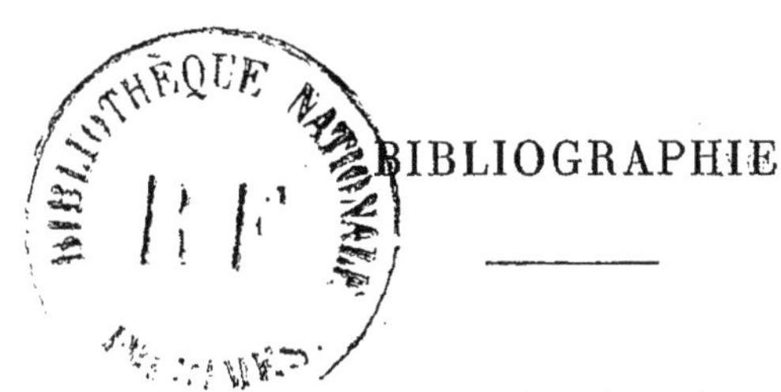

BIBLIOGRAPHIE

Albers-Schönberg. — *Demonstration eines deutschen Geschosses.* *D. m. W.*, 24. 10 juin 1915, p. 724.

Bircher (Zurich). — *Wirkung der Spitzgeschosse. Kriegschir. Hefte I. Bruns Beitr.*, 96. *H.* 1. — *D. m. W.*, 11. 11 mars 1915, p. 327.

Braun. — *Ueber seine Erfahrungen mit englischen Geschossen.* Soirées médicales de Lille, 12 janvier 1915. *M. m. W.*, 2, p. 70. (Discussion : Franz, Mandel, Schmieden, Neter, Reh.)

Breslau. — *Ueber Dumdumgeschosse. Vereinigung der Kriegsarztlich beschäftigten Aerzte. Strassburgs.* 1er déc. 1914. *D. m. W.*, 2. 1915, p. 57.

Von Bruns (Tubingen). — *Dumdumgeschosse und ihre Wirkung. extrait de Beitrag zur klinische Chirurgie. Tubingue.*

— *Schusswaffen und Schusswunden in gegenwartige Kriege. B. Dumdumgeschosse. Kriegs Chirur. Heft.* 1. — *M. m. W.*, 11. 1915, p. 326.

Bujwid (Krakau). — *Angeblichte Giftwirkung eines Dumdumgeschosses. M. kl.*, 20. — *D. m. W.*, 23. 1915, p. 691.

Dennig (Stuttgart). — *Das chemische Verhalten der Bleigeschosse im menschlichen Korper. Wurt. Korr. Bl.* 85. *H.* 4. — *D. m. W.*, 11. 1915.

Erlacher Philipp. — *Erfahrungen am osterreichisch-russischen Kriegsschauplatz. M. m. W.*, 52. 29 déc. 1914.

Fessler (Munchen). — *Ueber Querschlägerverletzung, Geschosswirkung des deutschen und französischen Spitzgeschosses. M. m. W.*, 47. 1914, p. 2288.

Fischer (Darmstadt). — *Ein Beitrag zur Explosivwirkung des Mantelgeschosses, D. m. W.*, 13. 1915, p. 367.

Friedrich. — *Ueber die Verwendung von Dumdum-und dumdumähnlichen Geschossen seitens des russischen Heeres und über dumdumverdächlige Schussverletzungen. M. m. W.*, 48. 1914, p. 2317.

Hænisch. — *Röntgenologischer Nachweis der Dumdumwirkung englische Infanteriegeschosse. M. m. W.*, 50 et 52. 1914.

— *Dumdumgeschoss. D. m. W.*, 19. 1915.

Hörrmann. — *Dumdumgeschoss.* — *Kriegsseuchenabend des Münchener aerztlichen Vereins. D. m. W.*, 1. 1915.

Kayser Paul (Berlin). — *Erfahrungen des Feldlazaretts* 6 *des VI Armeekorps. D. m. W.*, 14. 1915.

Kirschner (Kœnigsberg). — *Bemerkungen über die Wirkung der regelrechten Infanteriegeschosse and Dumdumgeschosse auf der menschlichen Korper. M. m. W.*, 52. 1914.

Kolb Karl (Schwenningen a. n.). — *Ueber Explosivwirkung des deutschen Infanteriemantelgeschoss (Mantelreisser). M. m. W.*, 25. 1915.

Kreitmair. — *Dumdumgeschossverletzung. M. m. W.*, 42. 1914.

Lardy. — *Explosivgeschossähnlichewirkung der deutschen Infanterie-s.-Munition bei Nahschuss. Schweiz. Korr. Bl.* 52. 1914.

Laurent. — La guerre en Bulgarie et en Turquie. Paris, 1914.

Lenné. — *Dumdumverletzung. M. m. W.*, 42. 1914.

Liebert (Ulm). — *Sprengwirkung bei Kleinkaliberschussen. Kriegsch. Heft* 1. — *D. m. W.*, 11. 1915.

Madelung. — *Erfahrungen in England and Frankreich. Frage der dumdumgeschosse. M. m. W.*, 1. 1915.

Meyer et Kraemer (Francfurt). — *Ein Beitrag zu Infanteriegeschosse mit Spreng. (dumdum) wirkung. M. m. W.*, 52. 1914. — *D. m. W.*, 4. 1915.

Nippe. — *Explosivgeschossähnlichewirkung der deutschen Infanterie-s.-Munition bei Nahschuss. M. m. W.*, 41. 1914.

Perthes. — *Ueber die Wirkung der regelrechten Infanteriegeschosse and die der Dumdumgeschosse auf den menschlichen Körper. M. m. W.*, 6. 1915.

Plate. — *Dumdumverletzung des Hand. M. m. W.*, 48. 1914.

POPELMANN-COESFELD. — *Bis zum 20 October behandelte Dumdumverletzungen aus dem gegenwartigen Kriege. D. m. W.*, 45. — *M. m. W.*, 48. 1914.

RIEDEL (Iéna). — *Das neueste russische Infanterie explosivgeschoss. D. m. W.*, 27. 1915. — *M. m. W.*, 28. 1915.

SARDEMANN. — *Dumdumgeschoss.* — *Aerztlicher Verein zu Marburg. M. m. W.*, 6. 1915.

SCHJERNING. — *Englische Dumdumgeschosse. M. m. W.*, 45. 1914.

SCHOBER. — *Brief über Paris. D. m. W.*, 10. 1915.

SELLHEIM. — *Dumdumgeschosse. Verwendung und Wirkung. M. m. W.*, 1. 1915.

SENGER (Krefeld). — *Ein von den Englandern benutztes Explosivgewehrgeschoss. D. m. W.*, 27. — *M. m. W.*, 28. 1915.

STARGARDT, RINGEL, ALBERS-SCHÖNBERG. — *Aerztlicher Verein in Hamburg. M. m. W.*, 50. 1914.

STARGARDT. — *Wirkung der englischen Infanteriegeschoss. D. m. W.*, 19. 1915.

SUDENDORF. — *Ein Fall von Dumdumgeschossverletzung. M. m. W.*, 6. 1915.

THOLE (Lille). — *Dumdumverletzungen.* (Discussion : Lieber, Klar, Kronig, Enderlen, Menzer.) *M. kl.*, 10. — *D. m. W.*, 13. 1915.

VALENTIN (Nurnberg). — *Dumdumgeschosse und ihre Wirkung. B. klin. W.*, 21. — *D. m. W.*, 24. 1915.

Auteur inconnu. — *Zur Frage des Dumdumgeschosse. M. m. W.*, 44. 1914.

Auteur inconnu. — *Kleine Mittheilungen. D. m. W.*, 1. 1915.

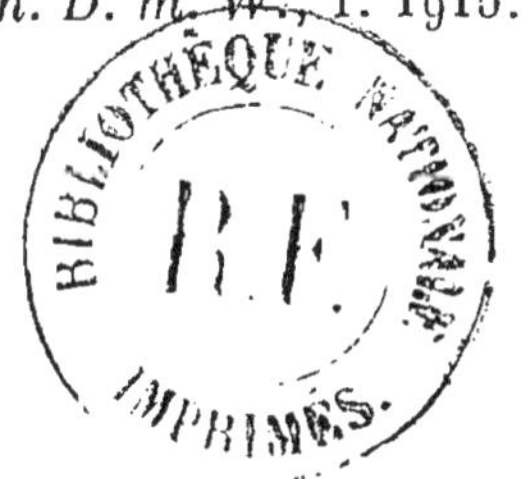

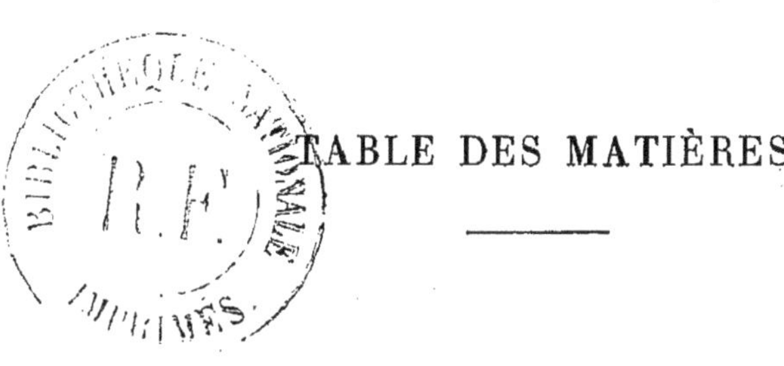

TABLE DES MATIÈRES

Imprimerie de J. DUMOULIN, à Paris.

www.ingramcontent.com/pod-product-compliance
Ingram Content Group UK Ltd.
Pitfield, Milton Keynes, MK11 3LW, UK
UKHW012245240726
13966UKWH00004B/1310